Monika Gruhl

Resilienz

Das Buch

Was ist das Geheimnis der Menschen, die auch aus großen Krisen gestärkt hervorgehen? Wie schaffen es manche, den alltäglichen Stress so gelassen zu bewältigen? Sie verfügen über die zentrale Kraft im Leben – Resilienz: Innere emotionale Stärke, die uns durch Krisen trägt, in Verbindung mit praktischen Fähigkeiten, auf die wir auch bei alltäglichen Herausforderungen zurückgreifen können. Die Resilienztrainerin Monika Gruhl zeigt, wie jeder Mensch ein Stehauf-Mensch sein kann. Sie erläutert die sieben Kräfte der Resilienz und gibt konkrete Hinweise, wie Menschen sich diese aneignen können. Mit Sonderkapitel zur Überforderungsfalle und umfassenden Trainingseinheiten: damit die Resilienz zur inneren Haltung wird. Mit vielen Fallbeispielen, sofort praktisch umsetzbar.

Die Autorin

Monika Gruhl, geboren 1953, ist Trainerin, Einzel- und Teamberaterin, Coach, Mediatorin und als Spezialistin für Resilienz tätig im von ihr gegründeten Resilienzzentrum. Weitere Informationen über sie und ihre Arbeit: www.resilienzzentrum.de

Monika Gruhl

Resilienz – die Strategie der Stehauf-Menschen

Krisen meistern mit innerer Widerstandskraft

HERDER

FREIBURG · BASEL · WIEN

MIX
Papier aus verantwortungsvollen Quellen
FSC® C083411
www.fsc.org

Taschenbuchausgabe 2018
Titel der Originalausgabe: Die Strategie der Stehauf-Menschen

www.herder.de

Umschlaggestaltung: rincón medien GmbH, Köln
Umschlagmotiv: rincón medien GmbH, Köln

Satz: de·te·pe, Aalen
Herstellung: CPI books GmbH, Leck

Printed in Germany

ISBN 978-3-451-03120-5

Inhalt

Einleitung

Bewahre mich vor dem naiven Glauben,
es müsste im Leben alles gelingen.
Schenke mir die nüchterne Erkenntnis, dass Schwierigkeiten, Niederlagen, Misserfolge, Rückschläge eine selbstverständliche Zugabe zum Leben sind, durch die wir wachsen und reifen.

Antoine de St. Exupéry

Wie viele Schwierigkeiten haben Sie schon überwunden, bis Sie dahin kamen, wo Sie jetzt sind? Welche Hindernisse im Alltagsleben haben Sie beiseite geräumt? Einige davon wahrscheinlich immer wieder? Welche Schicksalsschläge haben Sie vielleicht schon einstecken müssen und sich dann im Leben neu orientiert? Welche Verluste haben Sie schon kompensiert? Welche Krisen überwunden? Die Strategien, die Sie dazu genutzt haben und die Eigenschaften und Fähigkeiten, die Sie dafür aktiviert haben – sicher auch unbewusst –, gehören zu Ihrem Repertoire an *Resilienz*. Mit Resilienz werden die inneren Kräfte bezeichnet, die es uns ermöglichen, Krisen und Schwierigkeiten nicht nur zu überwinden, sondern gestärkt daraus hervorzugehen.

Resilienz brauchen Sie im beruflichen Umfeld, wo sich für viele Menschen durch betriebsbedingte Kündigungen oder steigende Arbeitsbelastung der Druck erhöht. Sie ist wichtig im privaten Leben, wo Beziehungsprobleme oder finanzielle Einschränkungen den Stresspegel hochschnellen lassen. Und Resilienz ist unentbehrlich, wenn Sie einschneidende Ereignisse wie Krankheit, Tod und andere schwerwiegende Verluste verkraften müssen.

Ist Ihnen eigentlich bewusst, wie Sie das bisher geschafft haben? Welche Gedanken, Gefühle und Handlungen Sie dabei weitergebracht, und welche Sie blockiert oder zurückgeworfen haben? Die meisten Menschen können gar nicht so ohne Weiteres genau beschreiben, wie ihnen solche Siege gelungen sind. Und vielen gelingt es häufig nicht, ihre Strategien und Methoden gezielt auf Situationen zu übertragen, in denen sie aktuell stecken oder die auf sie zukommen können. Denn meistens denken und handeln wir unbewusst, besonders, wenn wir unter Stress oder in Schwierigkeiten sind. Nicht selten machen wir uns sogar ein anderes Bild von unseren Vorgehensweisen, als es der Realität entspricht. Manche schaffen sich dabei ein Wunschbild, sie sind überzeugt, dass sie so reagieren, wie sie sich am liebsten sehen würden. Andere unterschätzen sich und machen sich und ihre Fähigkeiten kleiner, als sie in Wirklichkeit sind. Beide

Vorstellungen hindern uns daran, unsere persönlichen Ressourcen wahrzunehmen, gezielt einzusetzen und systematisch zu entwickeln.

Wenn Sie sich häufig in der Rolle desjenigen wiederfinden, der Menschen in seinem Umfeld unterstützt, führt oder inspiriert, haben Sie schon einmal einen Aspekt von Resilienz gut ausgeprägt. Denn einer der wirksamen Schutzfaktoren gegen Probleme, Stress und ungünstige Vorkommnisse ist es, in Verbundenheit zu anderen Menschen zu leben, sich mitzuteilen und auf andere einzugehen.

Wenn Sie sich um andere kümmern, kann das auch Sie selbst stärken und bereichern. Voraussetzung für diese segensreiche Rückwirkung ist allerdings, dass Sie aus freiem Herzen handeln und ohne dass die Menschen auf der anderen Seite Ihnen dafür etwas schuldig sind. Anderen freiwillig etwas Gutes tun, sie ermutigen oder aufmuntern und einen wenigstens kleinen positiven Unterschied in ihrem Leben zu bewirken, macht uns selbst glücklich und stolz und schenkt uns Energie. Wovon wir dabei zehren, ist die Erfahrung, nicht allein auf der Welt zu sein, Verbundenheit mit anderen Menschen zu spüren und im Zusammenwirken zu etwas Größerem beizutragen. Für diese beseelende Erfahrung ist es zweitrangig, auf welcher Seite ich gerade stehe, ob ich nehme oder gebe – das tiefe Gefühl von Verbundenheit strahlt auf alle Beteiligten, die sich ihm überlassen.

Allerdings hört man angesichts der steigenden Anforderungen und Belastungen in unserer Gesellschaft häufig warnende Stimmen. Man müsse lernen sich abzugrenzen, man sei in Gefahr sich zu verströmen und lande letztlich im Burnout, wenn man sich zu viel um andere kümmert. Diese Gefahr ist nicht von der Hand zu weisen. Sie entsteht jedoch nicht, indem Sie sich um andere Menschen kümmern. Sie entsteht, indem Sie sich dabei selbst vergessen, also nicht selbst bestimmen und steuern, was Sie in welchem Umfang übernehmen können und wollen. Gehören Sie zu den Menschen, die sich für stark halten oder von anderen als grenzenlos belastbar betrachtet werden? Das fünfte Kapitel zeigt Ihnen, welche Aspekte zu berücksichtigen und zu integrieren sind, damit Sie in Ihrem Einsatz nicht erschöpft werden und ihn nicht als lästige oder beschwerliche Pflicht empfinden. Lernen Sie noch bewusster als bisher Ihre Kräfte einschätzen und lenken, damit Sie mit Ihrem Engagement und Ihrer Stärke nicht nur das Leben anderer erleichtern und verschönen, sondern gleichzeitig selbst dabei Lebensfreude, Dankbarkeit und Sinnhaftigkeit erleben.

Denn Resilienz ist lernbar und trainierbar. Für die gerade Schwachen kann das bedeuten ihre Stärke zu entwickeln, indem sie sich etwas zutrauen, über ihre Komfortzone hinausgehen und die Dinge in die Hand nehmen. Für die gerade Starken kann es bedeuten, ihre Belastungsgrenze zu senken, nicht immer sofort in die Bresche zu springen und (vermeintliche) Schwäche auszuhalten. Wenn Sie in der Lage sind, automatisierte Denkmuster und Verhaltensweisen, die Ihnen nicht guttun, zu erkennen, können Sie auch einen Kurswechsel einleiten und durchhalten. Schließlich haben Sie alle Gewohnheiten irgendwann gelernt und können sie durch neu gelernte ablösen.

Ohne es bewusst anzustreben, trainieren Sie Ihre innere Stärke immer dann, wenn Sie sich den Aufgaben und Herausforderungen Ihres Lebens stellen. Sie müssen also die Weiterentwicklung und Stabilisierung Ihrer Resilienz keineswegs nur dem Zufall überlassen. Sie kann gezielt geübt, entwickelt und gefestigt werden. Um Ihnen das zu erleichtern, haben wir in dieser Trainingsausgabe für jeden Resilienzaspekt gezielte Übungen und Anleitungen aufgenommen. Nutzen Sie die Beispiele in den Übungen als Anregung, um sich Ihre persönlichen Gegebenheiten bewusst zu machen. Spielen Sie diese Situationen und Konstellationen anhand der Übungsanleitung möglichst lebensnah durch um einen mentalen und emotionalen Zugang zu möglichen Veränderungen zu bekommen. So erreichen Sie den größten Trainingseffekt.

Dieses Buch ist entstanden vor dem Hintergrund meiner Arbeit im Training und Coaching. Deshalb fließen auch Geschichten und Fragestellungen vieler Teilnehmer mit ein. Die Fallbeispiele beschreiben keine real existierenden Personen, sie sind aus vielen in der Wirklichkeit vorhandenen Facetten zusammengesetzt. So sind sie gleichzeitig fiktiv und authentisch. Liebe Leserinnen, bitte fühlen Sie sich auch angesprochen, wenn ich nur die männliche Form verwende. Der einzige Grund dafür ist die bessere Lesbarkeit und sprachliche Einheitlichkeit.

Ihre Resilienz im Rahmen persönlicher Entwicklung gezielt zu stärken und zu vergrößern, ist eine beachtliche, persönliche Veränderungsinitiative. Indem Sie neue Gewohnheiten in Ihrer Art zu denken, zu fühlen, zu fragen und zu reagieren entwickeln, lassen Sie manche alten hinter sich. Dafür ist es naheliegend, dass Sie sich selber bewusst wahrnehmen und Ihre eigenen Bewältigungsstrategien realistisch einschätzen. Sie können dieses Bild von sich selbst noch abrunden, indem Sie zusätzlich andere um eine ehrliche Einschätzung bitten. So erkennen Sie, welche Elemente von Resilienz Sie ausgeprägt haben und welche Sie eher vernachlässigen. Diese können Sie dann gezielt üben und erweitern. Ein gut gepflegter Fundus an Bewältigungsstrategien ist die Grundlage für ein reiches und gelingendes Leben, was immer es für Sie bereithält.

1. Resilienz als zentrale Kraft im Leben

1.1 Was Resilienz bedeutet

Krisen sind Angebote des Lebens,
sich zu wandeln.
Man braucht noch gar nicht zu wissen,
was neu werden soll;
man muss nur bereit und zuversichtlich sein.
Luise Rinser

Menschen streben nach einem glücklichen, erfüllten Leben, in dem sie Sinn finden, Werte verwirklichen, mit anderen in Beziehung sind und persönlich wachsen und reifen. Entsprechend dieser Grundannahme der humanistischen Psychologie haben Wissenschaftler und Praktiker sich lange Zeit ausführlich damit befasst, was diese Bestrebungen einschränkt oder behindert. Der Schwerpunkt der Forschung in der Persönlichkeitspsychologie lag darauf, zu untersuchen, unter welchen Bedingungen Störungen oder Fehlentwicklungen zustande kommen.

Die pädagogischen und psychologischen Ansätze hatten also traditionell eher die Einflüsse im Blick, die Menschen in ihrer Entwicklung gefährden können. Eine Neuausrichtung dieser Konzepte lenkte schließlich die Aufmerksamkeit darauf, dass es Menschen gibt, die sich trotz einer Häufung sogenannter Risikofaktoren sehr positiv entwickeln. Daraufhin hat man in Studien zunehmend untersucht, welche Eigenschaften und Fähigkeiten sie ausgeprägt haben, um trotz ungünstiger Bedingungen zu gedeihen. Diese Stärke, die es Menschen offensichtlich ermöglicht, Lebenskrisen ohne *langfristige* Beeinträchtigung zu meistern, wird *Resilienz* genannt. Sie setzt sich zusammen aus unterschiedlichen Haltungen, Eigenschaften und Strategien, die beobachtet und beschrieben werden können.

In den siebziger Jahren veröffentlichte die amerikanische Psychologin Emmy Werner zusammen mit Ruth Smith Ergebnisse und Schlussfolgerungen ihrer Langzeitstudie in Kauai auf Hawai. Über 40 Jahre lang hatten sie Kinder beobachtet und begleitet, deren familiärer Hintergrund eine Vielzahl von Risikofaktoren für gutes Gedeihen aufwies – wie Gewalt in der Familie, Armut, niedriger Bildungsstand und andere. Dabei stellte sich heraus, dass gut ein Drittel der Kinder sich hervorragend entwickelte – trotz der vorhandenen Risiken und der damit verbundenen schlechten Prognosen. Diese Kinder hatten bestimmte Eigenschaften und Lebensstrategien, die es ihnen ermöglichten, an den schwierigen und problematischen Verhältnissen nicht zu zerbrechen, sondern daran zu wachsen.

In Studien hat sich gezeigt, dass es nicht in erster Linie die Probleme, Schicksalsschläge oder Katastrophen selbst sind, die das Leben gelingen lassen oder nicht. Entscheidend für persönliche Entwicklung und gelingendes Leben ist die Art und Weise, wie Menschen diesen Widrigkeiten begegnen. Ob Sie an Krisen und Ungemach zerbrechen oder gereift und gestärkt daraus hervorgehen, hängt davon ab, wie resilient Sie sind. Wenn Sie es schaffen, mit den Problemen fertig zu werden, die sich Ihnen in den Weg stellen, so sind Sie zuletzt in ihrer Persönlichkeit gereifter, als Sie es wären, wenn Sie diesen Problemen nicht begegnet wären. Schmerzliche Erfahrungen können helfen, sich von unrealistischen Vorstellungen zu lösen und eingefahrene Gleise zu verlassen. In unabänderlichen Verlusterlebnissen können wir einen neuen oder noch verborgenen Sinn entdecken und schwierige Lebensbedingungen als besonderes Lernfeld betrachten.

Wörtlich bedeutet Resilienz Elastizität. Sie wird auch als Anpassungsfähigkeit oder Widerstandsfähigkeit bezeichnet. Sie lässt Menschen wie ein Gummiband in ihren normalen Zustand zurückschnellen oder sich wie ein Stehaufmännchen immer wieder aufrichten, egal was ihnen widerfährt. Andere bezeichnen Resilienz als ein seelisches Immunsystem. 2005 entsteht auf einem Kongress in Zürich folgende Definition: Resilienz ist »die Fähigkeit von Menschen, Krisen im Lebenszyklus unter Rückgriff auf persönliche und sozial vermittelte Ressourcen zu meistern und als Anlass für persönliche Entwicklung zu nutzen.«[1] Dieser Ansatz versteht die Ausprägung von Resilienz als qualitativen Entwicklungsprozess von Individuen, der nicht nur die ursprüngliche Lage wiederherstellt, sondern sie überwindet.

Eine solche Entwicklung setzt voraus, dass wir Probleme, Leid und Schmerz nicht verdrängen, sondern aufmerksam wahrnehmen und annehmen, dass wir sie verarbeiten und in unsere persönliche Erlebnis- und Erfahrungswelt integrieren. Bei Menschen, die uns mit ihrer Weisheit oder Tiefgründigkeit beeindrucken – und das können durchaus auch jüngere Menschen sein – spüren oder erfahren wir oft, dass gerade ihre Schicksalsschläge und deren Verarbeitung zur Reife ihrer Persönlichkeit beigetragen haben. Und vielleicht können Sie auch in Ihrem eigenen Leben feststellen, dass gerade außergewöhnliche Schwierigkeiten und deren Überwindung Sie zu der Person gemacht haben, die Sie sind.

1.2 Wofür Sie Resilienz brauchen

Wo das Behagen aufhört und die Not beginnt, da setzt die Erziehung ein, die uns das Leben geben will.
Hermann Hesse

Es kommt also weniger darauf an, was Ihnen widerfährt im Leben, sondern vielmehr, wie Sie mit dem umgehen, was Ihnen widerfährt. Resilienz ist ein ständiger Prozess, der Risiken und Widrigkeiten nicht eliminiert, sondern Ihnen hilft, besser damit umzugehen. Im engeren Sinn wird mit Resilienz die innere Stärke von Menschen beschrieben, die schwere Schicksalsschläge und außergewöhnliche Widrigkeiten überwunden haben.

Doch Resilienz brauchen Sie auch, wenn Ihnen solche traumatischen Geschehnisse in Ihrem bisherigen Leben erspart geblieben sind. Widrigkeiten und Krisen gehören nun einmal zum Leben dazu. Die meisten Menschen müssen im Lauf ihres Lebens mit körperlichen, seelischen oder geistigen Störungen oder Beeinträchtigungen bei sich selbst oder in ihrem Umfeld zurechtkommen. Wenn Ihr Partner ernsthaft erkrankt oder Ihre Tochter eine Angststörung entwickelt, sind Sie auch gefordert, diese Situation für sich selbst zu bewältigen. Resilienz ist nicht nur ein Schutz gegen die Möglichkeit, unvorstellbarem Leid ausgesetzt zu sein. Sie ist eine grundsätzliche Geisteshaltung, die auch in allen Aspekten des gewohnten Alltagslebens dienlich ist. Sie bietet bei einmaligen, einschneidenden Ereignissen im Leben wie auch bei immer wiederkehrenden, alltäglichen ein Reservoir an emotionaler Stärke und praktischen Fähigkeiten.

Nicht nur die unvorhersehbaren Veränderungen und Umbrüche haben großen Einfluss auf unser Leben und unsere persönliche Entwicklung, sondern auch die sogenannten »normativen Krisen«[2]. Das sind vorhersehbare Lebenswendepunkte wie Pubertät, Heirat, Ende der Berufstätigkeit. An ihnen wird deutlich, wie unerlässlich es für jeden ist, sich immer wieder an neue Lebensumstände anpassen zu können. Wir müssen Vertrautes aufgeben. Wir müssen unser Selbstbild oder unsere persönlichen Lebensziele korrigieren. Liebgewordene Beziehungen enden, und andere werden neu geknüpft. Neue Belastungen verlangen die Aktivierung neuer Ressourcen. Daher ist die Entwicklung von Resilienz nie abgeschlossen.

Und doch ist sie keine feste Größe oder einmalige Errungenschaft, sondern ein lebenslanger Prozess. Keiner kann vorhersagen, wer welchem Druck ausgesetzt sein wird, oder welche Ereignisse wen besonders hart treffen. Auch wenn Sie ein weitgehend sorgenfreies Leben führen, können unerwartete Situationen Sie jederzeit an Ihre körperlichen, mentalen und seelischen Grenzen bringen. Resilienz ist nicht in erster Linie als Absicherung gegen die Möglichkeit unfassbar tragischer Krisen zu begreifen; vielmehr ist sie als eine *Reserve-Fähigkeit* zu verstehen, die jeder Mensch braucht. Sie ermöglicht Ihnen, auf künftige Schwierigkeiten vorbereitet zu sein, und aktiviert Ihr Potenzial für Veränderung und lebenslange persönliche Entwicklung. Eine resiliente Grundhaltung nützt Ihnen in allen Aspekten des Alltagslebens. Indem Sie Ihre Resilienz stärken, schaffen Sie sich Bewältigungsreserven, ein Polster für schlechtere Zeiten.

1.3 Wie Resilienz funktioniert

Hindernisse machen uns groß.
André Chénier

Wie reagieren Sie auf unerwartete Ereignisse oder Änderungen? Schmieden Sie umgehend neue Pläne, lenken Sie sich ab, akzeptieren Sie das Unvermeidliche oder resignieren Sie schnell? Diese »Vorlieben« zeigen, ob Ihr Spektrum von Bewältigungsstrategien eher konstruktive oder eher schlecht angepasste Möglichkeiten aufweist. Sie können eine Veränderung als Herausforderung betrachten, als eine Bedrohung oder als eine neue Möglichkeit. Wie Sie eine Erfahrung wahrnehmen, beeinflusst wiederum, wie Ihre Reaktion ausfällt. Die gute Nachricht: Sie können sowohl Ihre Wahrnehmung als auch Ihre Erwartungen und Reaktionen steuern.

Resilienz ist also keine feststehende Eigenschaft, die Sie haben oder nicht haben. Sie ist ein lebenslanger, aktiver Prozess, der sich zwischen Ihnen und Ihrer Umwelt abspielt. Es ist die unzureichende Verarbeitung von negativen Erfahrungen, Einschränkungen und Belastungen, die zu Problemen und unangepassten Reaktionen führt, es sind nicht die Ereignisse oder Vorfälle an sich. Sich erfolgreich anpassen zu können, ist eine Kernfähigkeit der Lebensbewältigung. Menschen werden im Leben immer wieder mit unberechenbaren Ereignissen konfrontiert, bei denen sie mit ihrem gewohnten Verhaltensprogramm an ihre Grenzen kommen. Es lässt sich nie mit Sicherheit vorhersagen, welche Herausforderungen für den Einzelnen seine resilienten Fähigkeiten in besonderem Maß erfordern. Es kann sein, dass jemand seine Arbeitslosigkeit ausgezeichnet bewältigt und drei Jahre später den Boden unter den Füßen verliert, weil seine Frau ihn verlässt – oder umgekehrt. Einige Situationen verlangen mehr Resilienz als andere, und manche Menschen brauchen sozusagen jedes Gramm.

Die persönliche Grundausstattung an Resilienz entsteht in der Wechselwirkung zwischen genetischer Anlage und Einflüssen der Umgebung. Menschen unterscheiden sich aber nicht nur in ihren Anfangstalenten, sondern auch in ihrer Fähigkeit, Resilienz zu steigern. Einzelne Schutzfaktoren werden mehr oder weniger stark ausgeprägt. Bestimmte Eigenschaften zu entwickeln, fällt dem einen schwerer als dem anderen, manchmal erscheint der ganze Prozess mühsam und beschwerlich. Wenn wir unsere Muskeln und unseren Kreislauf nicht trainieren, geraten wir schon bei leichter körperlicher Bewegung aus der Puste oder bekommen Muskelkater, größere Anstrengungen überfordern uns schnell. Mit Resilienz ist es genauso. Wer seine Denk- und Verhaltensgewohnheiten nicht immer wieder überprüft und trainiert, wird schon von Kleinigkeiten aus der Bahn geworfen und hat sogar Probleme, seine vorhandenen Fähigkeiten zu aktivieren. Das Training ist nie abgeschlossen. Doch es zahlt sich aus. Sie werden im Lauf der Zeit fähiger, die Wechselfälle des Lebens zu bewältigen. Sie werden besser darin, sich anzupassen und Veränderungen zu integrieren. Jeder profitiert davon, seine Resilienz zu stärken, egal wie intelligent, reich oder verwöhnt er ist.

1.4 Was Resilienz für Sie und Ihr Leben bedeutet

Die Dinge sind nie so, wie sie sind.
Sie sind immer das, was man aus ihnen macht.
Jean Anouilh

Wie resilient sind Sie? Wo haben Sie erlebt, dass Sie resilient waren? Oder es gerne gewesen wären? In welchen aktuellen Situationen könnten Sie (mehr) Resilienz gebrauchen? Was könnte auf Sie zukommen?

Resilient zu sein heißt nicht, dass Sie frei sind von Stress und Druck, von Konflikten und Widrigkeiten, sondern dass Sie mit diesen Problemen erfolgreich umgehen können, wenn sie auftauchen. Resiliente Menschen erleben nicht weniger Ängste und Unsicherheiten als andere, wenn sie mit einschneidenden Ereignissen konfrontiert werden, sie lassen sich nur nicht davon überwältigen. Sie verfügen über wirksame Methoden, um wieder in Balance zu kommen.

Im Prinzip bedeutet Resilienz, nach Turbulenzen die Kontrolle wiederzugewinnen. Diesen Anpassungsprozess durchläuft jeder Mensch auf seine eigene Art und Weise. Resilienz beschleunigt diese Anpassung, indem sie ungünstige und problemverschärfende Verhaltensweisen minimiert und die innere Balance wiederherstellt. Sie können Resilienz erlernen und trainieren, indem Sie sich resiliente Geisteshaltungen, Denk- und Verhaltensgewohnheiten zu eigen machen. An kleinen Herausforderungen lässt sich exemplarisch lernen und üben, wie man große Krisen meistert. Die sieben Resilienzfaktoren bilden die entscheidenden Bausteine für Ihr persönliches Krisenmanagement. Wenn Sie diese Schutzfaktoren in jeweils passender Kombination nutzen, haben Sie eine starke Kraft für persönliche Entwicklung zur Verfügung.

Wer resilient ist, kann Veränderungen und Umbrüche generell besser bewältigen. Da wir gesamtgesellschaftlich zunehmend mit Ungewissheit, Unbeständigkeit und Kurzlebigkeit zurechtkommen müssen, ist eine gute Anpassungsfähigkeit eine Kernfähigkeit der Lebensbewältigung. Darüber hinaus ist sie auch eine Kompetenz der bewussten Lebensgestaltung und persönlichen Entwicklung. Resiliente Menschen sind nicht nur in der Lage, Schwierigkeiten zu »managen«, sondern gerade im Überwinden dieser Schwierigkeiten Stärken zu entwickeln und als Persönlichkeit zu reifen. Das ist verbunden mit beständiger innerer Arbeit.

Resilienz heißt allerdings ganz und gar nicht »immer stark« zu sein. In schweren Krisen sind Zusammenbruch, Verzweiflung und Desorientierung zeitweilig angemessen und sogar heilsam. Sie sind eine Voraussetzung, um Wiederherstellung und Erneuerung in ihrer ganzen Tiefe und Tragweite zu erleben. Erst dadurch wird die Krise wirklich verarbeitet und die neuen Aspekte werden integriert. Kurz gesagt: Gerade durch die Krisenerfahrung kommt der Zuwachs an Resilienz. Mit der Art der Verarbeitung entscheiden Sie darüber, ob Sie eine Erschütterung übergehen, sie lediglich überstehen oder gestärkt daraus hervorgehen. Resilient zu sein bedeutet mehr, als nur mit dem Dasein zurechtzukommen und sein Leben unter Schadensbegrenzung irgendwie zu bewältigen. Es bedeutet, zu gedeihen und seinen Weg zu finden. Es bedeutet, immer wieder die Steine auf diesem Weg zu überwinden und daraus Vitalität, Stärke und Lebensmut zu ziehen.

Ein resilienter Lebensstil durchzieht alle Lebensbereiche: Arbeit, Privatleben, Familie, Freunde, Teams. Ein Mangel in einem dieser Felder greift auf die anderen über. Ebenso wirkt sich die Erfahrung, eine Herausforderung in einem Bereich gemeistert zu haben, auf Ihre gesamte Lebensqualität aus. Sie sind der Architekt für die Balance in Ihrem Leben, die Balance zwischen den Resilienzfaktoren und die Balance zwischen sich ständig ändernden Umständen und Prioritäten.

2. Die 3 Grundhaltungen

Wie verschiedene Studien[3] belegen, lassen sich als wesentliche Bestandteile von Resilienz sieben Schutzfaktoren beschreiben, die sich wechselseitig beeinflussen. Resiliente Menschen zeichnen sich durch eine effiziente Kombination von Eigenschaften aus, die auf drei Grundhaltungen beruht: Optimismus, Akzeptanz und Lösungsorientierung.

2.1 Optimismus

Mitten im Winter habe ich erfahren,
dass es in mir einen unbesiegbaren
Sommer gibt.
Albert Camus

Wenn Sie vor einer schwierigen Aufgabe oder Situation stehen, worauf richten Sie automatisch Ihre Aufmerksamkeit? Geht Ihnen eher durch den Kopf, welche Probleme sie beinhaltet und welche Konsequenzen folgen könnten, wenn Sie nicht damit fertig werden? Belasten Sie sich mit Gedanken an Ihre Unerfahrenheit mit dieser speziellen Anforderung? Oder denken Sie zuerst daran, was Sie an dieser Aufgabe reizt? Geht Ihnen durch den Sinn, wie viele Probleme Sie schon gelöst haben? Machen Sie sich bewusst, was der Lohn ist, wenn Sie es schaffen?

Optimisten und Pessimisten unterscheiden sich in der Art und Weise, wie sie sich selbst, andere Menschen und die Welt sehen, fühlen und erleben. Wenn Probleme auftauchen, aktivieren Optimisten automatisch ihre Strategien für Krisenmanagement, während Pessimisten sich auf die desolaten Anteile der Situation und mögliche kommende Schwierigkeiten konzentrieren.

Positive Weltsicht

Wie sehen Sie Ihre Umgebung? Wie ist Ihre grundsätzliche Haltung gegenüber anderen Menschen? Was erwarten Sie von der Zukunft?

Mit welcher Grundhaltung wir auf die Welt schauen und auf die Menschen in unserer Umgebung zugehen, wirkt wie ein Sieb für unsere Wahrnehmung. Aus ein und derselben Situation filtern wir ganz unterschiedliche Aspekte heraus. Wir sehen, hören und verarbeiten bevorzugt die Anteile, die wir erwarten und die unsere Vorannahmen bestätigen. Resiliente Menschen betrachten neue Situationen und Gegebenheiten vor allem als unerwartete Chancen, Gedanken an zukünftige Möglichkeiten geben ihnen einen Energieschub. Rückschläge oder Enttäuschungen buchen sie zumindest im Nachhinein als Erfahrungen ab, die sie weiterbringen. Wenn die Umstände nicht so sind, wie sie es sich vorstellen, suchen sie nach dem Guten im Schlechten.

Patrick und Sven sind zwei befreundete Bereichsleiter in einer Pflegeeinrichtung. Beide sind davon ausgegangen, dass sie so lange in ihrer Funktion bleiben, bis sie weiter aufsteigen oder in Rente gehen. Als ein neuer Träger die Einrichtung übernimmt, werden die beiden Abteilungen zusammengelegt. Patrick gelingt es schnell, dieser Konstellation etwas Positives abzugewinnen. Als Optimist fallen ihm etliche Vorteile und Gestaltungsmöglichkeiten ein. »Vielleicht können wir uns die Leitung teilen, dann könntest du deine Weiterbildung machen und ich ein paar Sonderaufgaben übernehmen. Oder die Aufgaben werden ganz anders zugeschnitten, dann hätten wir Gelegenheit, unsere verschiedenen Interessen und Fähigkeiten ins Spiel zu bringen. Ist doch auch schön, wenn man wieder mal was Neues anfangen kann.« Sein Kollege Sven dagegen ist durch schlimmste Befürchtungen regelrecht gelähmt: »Sie werden uns beide gegeneinander ausspielen und unsere Freundschaft geht den Bach runter! Und die Kollegen werden ihren Frust an uns auslassen.« Durch seine negative Weltsicht fließt seine Energie in Richtung Grübeln, Sorgen und Vermeiden. Das bestätigt und verstärkt wiederum seine negative Wahrnehmung und erstickt Lösungsideen im Keim. Wie eine Person ein Ereignis wahrnimmt, sagt mehr über die Person aus als über die Situation an sich. Optimisten suchen auch in schwierigen Situationen nach positiven Aspekten, die darin enthalten sind: mindestens eine Herausforderung, an der sie etwas lernen können. Ihre positive Grundstimmung setzt mentale Energien frei und bringt sie auf kreativere Lösungen.

Positives Selbstbild

Wie denken Sie über sich selbst? Was trauen Sie sich zu? Bringen Sie sich selbst Respekt und Wertschätzung entgegen? Sprechen Sie sich selbst in schwierigen Zeiten Mut zu? Oder werten Sie sich und Ihre Fähigkeiten in Gedanken und Selbstgesprächen ab?

Resiliente Menschen sehen sich grundsätzlich in der Lage, mit den Wechselfällen des Lebens fertig zu werden. Ihr Selbstwertgefühl ist im Kern weitgehend unabhängig von äußeren Einflüssen. Schicksalsschläge oder Misserfolge führen sie nicht in erster Linie auf eigenes Versagen oder persönliche Unzulänglichkeiten zurück. Patrick ist überzeugt, dass er die neue Situation meistern kann. Er geht davon aus, dass er gegebenenfalls lernen kann, was er dazu braucht, und dass er dabei auf Hilfe und Unterstützung zählen kann. Auch wenn sie vorübergehend Enttäuschungen, Leid und Frustration ertragen müssen, fühlen Optimisten sich nicht auf Dauer hilflos ausgeliefert. Patrick ist überzeugt, dass er sowohl auf seine Kollegen und Vorgesetzten als auch auf die Entwicklungen in der Einrichtung zumindest teilweise Einfluss nehmen kann. Sven dagegen versucht erst gar nicht, seine Probleme aktiv anzugehen und Lösungsmöglichkeiten durchzuspielen. Gerade dadurch vermindert er seine Fähigkeiten, sich an die neuen Gegebenheiten anzupassen und die damit verbundenen Widrigkeiten zu überwinden. Menschen mit einem negativen Selbstbild deuten Schwierigkeiten oder Rückschläge oft als Beweis für ihre eigene Unfähigkeit oder Minderwertigkeit. Wer hingegen fest davon überzeugt ist, dass er es trotz aller Unsicherheiten und Unwägbarkeiten schaffen kann, ist viel eher bereit, erste kleine Schritte zu gehen, und erfährt dadurch Schubkraft für die nächsten, vielleicht schwierigeren Phasen.

Ein optimistisches Selbstbild zu haben, ist nicht gleichzusetzen mit unkritischer Selbstüberschätzung. Resiliente Menschen bagatellisieren ihre Unzulänglichkeiten nicht und leugnen nicht, dass ihre Fähigkeiten und Möglichkeiten begrenzt sind. Doch sie glauben an ihre Selbstwirksamkeit[4]: Sie sind überzeugt, dass sie ihre Probleme lösen und ihr Leben meistern können. Weder machen sie sich klein und geben sich selbst die Schuld am Lauf der Dinge noch fühlen sie sich persönlich gekränkt oder vom Schicksal benachteiligt.

Realistischer Optimismus

Resiliente Optimisten machen sich ein sehr klares Bild von ihrer Lebenssituation: Sie konzentrieren sich auf das Positive, ohne dabei die Schwierigkeiten aus dem Blick zu verlieren. Der Optimismus resilienter Menschen ist weder Wunschdenken noch blinde Vertrauensseligkeit oder Ignorieren der Realitäten. Es ist die Überzeugung, dass in nahezu jeder Schwierigkeit ein verborgener Gewinn steckt. Wir müssen nur die Fähigkeit entwickeln, ihn zu finden.

Resiliente Menschen halten den Prozess *vom naiven zum fundierten Optimismus*[5] durch. Sicher haben Sie auch schon erlebt, dass Sie schwungvoll mit neuen Vorsätzen gestartet sind, dann aber gemerkt haben, wie mühsam es ist, das Ganze wirklich durchzuziehen. Häufig werden dann neue Wege resigniert abgebrochen oder das Vorhaben verläuft stillschweigend im Sande. Wenn bei der Umsetzung von Vorhaben und Vorsätzen der anfängliche Enthusiasmus durch neue Informationen oder unerwartete Schwierigkeiten erlahmt, suchen resiliente Menschen praktikable Lösungswege und angemessene Erfolgsstrategien. Sie ignorieren gravierende Risiken und Hindernisse nicht, sondern bereiten sich darauf vor. Und sie sind bereit, sich anzustrengen, um sie zu überwinden. So entsteht ein *fundierter Optimismus*, das bedeutet Zuversicht und Vertrauen auf einen guten Ausgang im Bewusstsein der damit verbundenen Mühen und Schwierigkeiten. Resiliente Menschen entwickeln und erweitern beständig ihre Möglichkeiten, zu einem positiven Ausgang beizutragen.

In komplexen Situationen hilft eine *leichte* Tendenz zur Selbstüberschätzung, um Wagnisse einzugehen, neue Erfahrungen zu machen, Grenzen zu überschreiten und dazuzulernen. Wer immer versucht, *alle* riskanten oder problematischen Einzelheiten, die mit einer Entscheidung verbunden sind, zu bedenken und einzukalkulieren, wird sich auf viele grundsätzlich positiven Vorhaben gar nicht einlassen können.

Zusammenfassung:

Ausgeprägt negative Sichtweisen schränken unsere Wahrnehmung für Positives ein und »vergiften« sie. Resiliente Menschen entwickeln und festigen ihre positive Weltsicht, indem sie besonders den erfreulichen Aspekten ihrer Umgebung ihre Aufmerksamkeit schenken, ohne jedoch Probleme, Gefahren und Risiken zu ignorieren.

Menschen mit einem negativen Selbstbild nehmen Fehlschläge leicht persönlich. Sie glauben, dass diese nur ihnen widerfahren und führen das auf ihre eigene Minderwertigkeit zurück. Menschen mit einem positiven Selbstkonzept dagegen ist be-

wusst, dass viele Vorfälle gar nichts mit ihnen persönlich zu tun haben, sondern vielen anderen auch passieren oder passieren könnten. Ein negatives Selbstbild hält uns davon ab, die Bewältigung von Schwierigkeiten in Angriff zu nehmen und geeignete Fähigkeiten zu erlernen.

Realistische Optimisten hoffen auf einen positiven Ausgang und *arbeiten aktiv darauf hin. Sie gehen nicht naiv davon aus, dass die Dinge automatisch und ohne jedes Zutun eine positive Wendung nehmen. Resiliente Menschen freuen sich, wenn das geschieht, sind aber auch bereit, das Ihre zu tun, um gewünschte Ergebnisse hervorzubringen.*

Wege zu mehr Optimismus: s. Kap. 6.1.

Woran Sie fehlenden Optimismus erkennen

So wie wir eingeschliffene Verhaltensweisen lernen, die wir nach Bedarf »abspulen« können, so entwickeln wir auch Denkgewohnheiten, die automatisiert ablaufen und uns nicht bewusst sind. Auf bestimmte Reize, z. B. Ereignisse oder Verhaltensweisen anderer Menschen, reagieren Sie unwillkürlich: Ihnen schießen ganz bestimmte vertraute Gedankenmuster durch den Kopf. Diese wirken sich unvermittelt auf Ihre Befindlichkeit aus; mit Ihren Gedanken können Sie sich lähmen, beruhigen oder motivieren.

Dauer und Wechsel:
»Nach Sonne kommt immer Regen.«
Pessimistische Menschen erinnern sich und andere immer wieder daran, dass die guten Zeiten und die glücklichen Momente vorbeigehen. Sie neigen dazu, zu vergessen, dass dieser Satz auch umgekehrt gilt. Ihre vorherrschenden Gedanken an den Wechsel zum Schlimmeren beeinträchtigen auch ihre glücklichen Momente. In der Krise dagegen fühlen sie sich bestätigt, dass sie es schon vorher gewusst (und gesagt) haben.

Verallgemeinerung: »Alles ist verloren.«
Pessimistische Menschen verallgemeinern Fehlschläge und Misserfolge. Wenn sie in einem Fall eine Enttäuschung oder Niederlage hinnehmen müssen, weiten sie diese Erfahrung auf weitere Bereiche aus oder schreiben sie fest für alle Zeiten. Indem sie fest davon ausgehen, dass ihnen Ähnliches immer wieder passieren wird, schaffen sie durch ihre Erwartungen die besten Voraussetzungen dafür, dass es auch so kommt.

Persönliche Zuschreibung: »Das passiert nur mir.«
Pessimistische Menschen suchen die Ursache für Fehlschläge und Misserfolge bei sich selbst. Indem sie alles ihrer eigenen Unzulänglichkeit, Minderwertigkeit oder ihrem Pech zuschreiben, blenden sie aus, dass andere ebenso betroffen sind, aber ganz anders darauf reagieren. Da sie sich in der Regel wenig in andere hineinversetzen oder unvoreingenommenes Interesse an dem zeigen, was andere bewegt, nehmen sie gar nicht wahr, mit welchen Schwierigkeiten andere zu kämpfen haben.

2.2 Akzeptanz

> *Alle Dinge geschehen aus Notwendigkeit. Es gibt in der Natur kein Gutes und kein Schlechtes.*
> Spinoza

Wie reagieren Sie, wenn die Dinge nicht so laufen, wie Sie es sich vorstellen? Was löst es bei Ihnen aus, wenn Sie von anderen Menschen enttäuscht sind? Welche Haltung haben Sie gegenüber einem Unglück, das Ihnen widerfahren ist oder widerfährt? Was geht in Ihnen vor, wenn Sie an Ihre Grenzen kommen?

Resiliente Menschen wissen und akzeptieren, dass Unglück, Enttäuschung und Widrigkeiten Teile des Lebens sind, die sich weder vermeiden noch spurlos beseitigen lassen. Andere lehnen sich auf gegen Umstände, auf die sie keinen Einfluss haben, oder hadern dauerhaft damit, dass sich die Dinge anders als erwünscht entwickelt haben. Mara trauert noch als Fünfzigjährige einem verpassten Studium hinterher. Ralf grübelt, ob er nicht eine entscheidende Karrierechance versäumt hat, und will sich nicht damit abfinden, dass seine Kinder andere Lebenspläne verfolgen, als er vorgesehen hat. Menschen mit einer akzeptierenden Grundhaltung hingegen nutzen ihre mentale und emotionale Energie dafür, unabänderliche Gegebenheiten konstruktiv zu verarbeiten und in ihr Leben zu integrieren. Bei einschneidenden und schwerwiegenden leidvollen Erfahrungen nehmen sie sich ausreichend Zeit wahrzunehmen, was geschehen ist, und sich nach und nach der veränderten Realität anzupassen. Akzeptanz bedeutet nicht, sich fatalistisch in alles zu fügen. Akzeptanz heißt, sich Schritt für Schritt der Wirklichkeit zu öffnen, um sie zu begreifen und anzunehmen. Danach gilt es zu überlegen, wie man weitergehen will. Sowohl Ereignisse als auch Fähigkeiten und Eigenschaften enthalten immer positive *und* negative Anteile. Wenn wir dies anerkennen, statt einen Teil abzulehnen oder aus unserem Bewusstsein zu verdrängen, können wir die verschiedenen Seiten zumindest vorübergehend integrieren. Dass sie nicht studieren konnte, ist für Mara vielleicht eine große Enttäuschung gewesen, doch es hat auch ihren Wissensdurst und ihr Interesse an akademischen Fragestellungen wachgehalten. Dass Ralf die Möglichkeit nicht wahrgenommen hat, für seine damalige Firma ins Ausland zu gehen, hat viel zur Verwurzelung seiner ganzen Familie beigetragen. Dass sein Sohn weder ein Studium noch einen Auslandsaufenthalt ins Auge fasst, obwohl Ralf ihm das gerne ermöglichen würden, zeigt auch, mit wie viel innerer Unabhängigkeit dieser sein Leben gestaltet.

Manchen Menschen fällt es schwer, Mehrdeutigkeit und Vielschichtigkeit zu akzeptieren. Sie fühlen sich durch Ungewissheit beeinträchtigt und verunsichert. Um doch noch eindeutige, sichere Antworten zu bekommen, betrachten sie die Welt durch einen Entweder–oder–Filter. Sven ist überzeugt, dass seine Freundschaft zu Patrick dem Konkurrenzdruck zum Opfer fällt, wenn nicht beide Abteilungen erhalten bleiben. Da die Zusammenlegung aber nicht mehr abzuwenden ist, bleibt für ihn nur die zweite Möglichkeit. Dass er seine Befürchtungen als absolut betrachtet, hindert ihn daran, sich auf die neue Situation einzustellen und seine Gestaltungsspielräume auszuloten. Patrick geht hingegen davon aus, dass die ungewollte Zusammenlegung auch neue Möglichkeiten eröffnet, die noch gar nicht alle greifbar sind. Um sich in unklaren Umgebungen effizient zu bewegen, muss man unterschiedliche Perspektiven einnehmen und verschiedene Strategien einsetzen können. Das Bedürfnis nach Eindeutigkeit oder »klaren Verhältnissen« kann sich Veränderungsprozessen und fruchtbaren Beziehungen in den Weg stellen.

Geduld

Was bedeutet es für Sie, zu warten? Wie schnell wollen Sie Ergebnisse haben oder Erfolge sehen? Wofür nehmen Sie sich wirklich Zeit? Was darf für Sie dauern? Wann haben Sie zuletzt etwas lange Zeit herbeigesehnt?

Akzeptanz ist ein Prozess. Sie ist die Frucht einer oft mühsamen Auseinandersetzung mit ungewollten Realitäten, die ihre Zeit braucht. Uns diese Zeit zu nehmen und sie anderen zu gönnen erfordert Geduld. Geduld ist keine passive Dulderhaltung, kein unbeteiligtes Aussitzen. Geduld ist eine »Wartekraft«, eine aktive und bewusste Entscheidung dafür, dem Werden und der Entwicklung den nötigen Raum zu geben.

Geduld setzt die Zuversicht voraus, dass Dinge sich auch ohne unser drängendes Zutun neu ordnen. Geduld vertraut darauf, dass in einer Situation und in Menschen immer mehr steckt, als wir in einem Augenblick erfassen können. Ihre Frucht ist die Zuversicht, etwas zu finden, was (noch) verborgen ist. Sicher haben auch Sie schon die Erfahrung gemacht, dass sich Ihnen erst im Nachhinein erschlossen hat, welche Bedeutung bestimmte Ereignisse für Sie hatten und welche Konsequenzen sich letztlich daraus ergeben haben. Als Anne mit knapp vierzig Jahren von einem Tag auf den anderen Witwe wird, erschüttert sie das nicht nur persönlich. Sie hat sich in ihren Interessen und Plänen immer nach ihrem Mann gerichtet und sich auf seine Initiative verlassen. Heute, mit sechzig Jahren, sagt sie, dass sie durch seinen frühen Tod ganz neue Seiten an sich entdeckt und entwickelt hat. Das Vertrauen in einen größeren Sinnzusammenhang[6], auch wenn ich ihn noch nicht entdecken kann, weckt die Bereitschaft, guten Mutes und gelassen darauf zu warten. Mit Geduld kommen wir auch an verborgene Schätze. Wir können lernen, es als vorläufig zu betrachten, wenn wir Geschehnisse nicht verstehen und ablehnen, als normalen Teil eines Prozesses, in dessen Verlauf sich Akzeptanz entwickeln kann.

Dass wir nicht alles vorhersehen und absehen können, ist auch ein Geschenk. Und es liegt eine Chance darin: Erst wenn etwas zu Ende geht, fängt etwas anderes an. Um diese Chance wahrnehmen zu können, müssen wir die Situation aber zuerst akzeptieren, wie sie ist. Marlene sehnt sich sehr nach einem Partner, mit dem sie sich ein gemeinsames Leben vorstellen kann. Sie schwankt seit einiger Zeit zwischen Andreas und Stefan hin und her. Andreas ist ein netter Kumpel, der aber immer wieder viel

Zeit für sich alleine oder mit seinen Sportfreunden verbringt. Stefan kann sehr romantisch und aufregend sein, doch findet Marlene ihn zeitweise auch anspruchsvoll und anstrengend. Mit beiden versucht sie immer wieder Kompromisse, um ihre Vorstellungen vom Zusammenleben anzugleichen. Gleichzeitig fragt sie sich immer öfter, ob sie zu hohe Ansprüche stellt oder warum sie sich nicht entscheiden kann. Sie hat das Gefühl, dass im Grunde keiner von beiden für sie der Richtige ist, will sie aber nicht aufgeben, ohne »etwas Besseres« gefunden zu haben. Erst als sie sich schließlich – mit mulmigem Gefühl – durchringt, die Beziehung zu beiden zu beenden und sich auf ein Leben als Single einzustellen, lernt sie drei Monate später über eine Kollegin Markus kennen und lieben. Für beide gibt es keinen Zweifel, dass sie zusammenpassen. Statt in einer Krise sofort zu überlegen: »Was kann ich tun?«, verlangt Akzeptanz zuerst die Frage: »Was kann und muss ich lassen und loslassen?«

Akzeptanz des Unabänderlichen

Wie reagieren Sie, wenn Sie mit unerwünschten Ereignissen konfrontiert sind, die Sie nicht unter Kontrolle haben? Wie leicht fällt es Ihnen, zu unterscheiden, ob Sie etwas ändern oder beeinflussen können? Welche Rolle spielen Dinge in Ihrem Leben, die Sie nicht ungeschehen machen können? Wie fühlen Sie sich, wenn Sie das Ruder nicht in der Hand haben? Wie reagieren Sie, wenn andere Menschen Ihren Erwartungen nicht entsprechen?

Wenn wir Dinge nicht ändern können, ist es notwendig (»Not wendend«), sie anzunehmen. Eine Grundvoraussetzung dazu ist, unterscheiden zu lernen, was in unseren Einflussbereich fällt und was nicht.[7] Unmittelbare Kontrolle haben wir über unser eigenes Verhalten sowie über unser Denken und Fühlen. Das ist unser »Königreich«, in dem wir uns gegen Einmischung verwahren können, aber auch allein verantwortlich sind. Angelegenheiten, die mit dem Verhalten und den Einstellungen anderer Menschen zu tun haben, unterliegen nur teilweise unserer Kontrolle: Was andere Menschen sagen und tun, ist deren Entscheidung. Jeder hat die Verantwortung für seine eigenen Gedanken, Gefühle und Taten. Sie können beeinflussen, wie Sie mit anderen umgehen, und wie Sie auf ihre Angebote reagieren. Sie können aber nicht kontrollieren und nicht ändern, was *andere* fühlen, denken oder tun. Der dritte Bereich sind die Gegebenheiten, die vollkommen außerhalb unserer Kontrolle liegen. Wir leben alle unter bestimmten Rahmenbedingungen, die wir nicht unmittelbar beeinflussen können. Und jedem von uns können tagtäglich Dinge widerfahren, die nicht in unserer Macht stehen.

Sie haben es selbst in der Hand, Probleme in diesen unterschiedlichen Bereichen mit jeweils geeigneten Mitteln anzugehen: Im ersten Bereich, Ihrem Königreich, können Sie an Ihren eigenen Denk- und Verhaltensgewohnheiten und an Ihrer Selbstregulierung arbeiten. Im zweiten Bereich können Sie Ihre Einflussmöglichkeiten optimieren. Im dritten Bereich, in dem Sie keinerlei Kontrolle haben, liegen die größten Herausforderungen an Ihre Fähigkeit zur Akzeptanz. Sie können lediglich bestimmen, mit welcher Haltung Sie diesen unabänderlichen Gegebenheiten begegnen.[8] In diesen dritten Bereich gehört auch alles, was in der Vergangenheit passiert ist. Nichts davon lässt sich ungeschehen machen. Sie können sich lediglich mit den Folgen befassen, die daraus entstanden sind. Akzeptanz heißt: nüchtern konstatieren, was ist, und sich in Frieden mit dem Unabänderlichen abfinden. Der Prozess der Akzeptanz ist Versöhnungsarbeit.

Selbstakzeptanz

Wie gehen Sie mit sich selbst um? Akzeptieren Sie sich voll und ganz mit all Ihren Stärken und Schwächen? Sind Sie versöhnt mit Ihrer Biographie, mit dem, was Ihnen mitgegeben wurde ins Leben? Verlangen Sie viel von sich? Sind Sie gnädig mit sich, wenn Sie Fehler machen oder gemacht haben?

Vielen Menschen fällt es besonders schwer, die eigenen Grenzen und Unzulänglichkeiten zu akzeptieren, zum Beispiel dass sie auf manchen Gebieten Mittelmaß sind oder dass sie von unerwünschten Gefühlen heimgesucht werden. Resiliente Menschen akzeptieren sich selbst mit ihren Stärken und mit ihren Einschränkungen und gehen versöhnlich mit ihren ungeliebten Anteilen um. Sie nehmen sich selbst ohne Vorurteile wahr und schämen sich weder ihrer Gefühle noch ihrer Grenzen. Immer wieder sind sie bereit, sich der eigenen Realität zu öffnen. Sich zu akzeptieren heißt keinesfalls, zu resignieren, alles in Ordnung zu finden und sich keine Mühe mehr zu geben. Oliver kann nicht nur sich, sondern auch seinen Freunden eingestehen, dass er dazu neigt, auch unwichtige Entscheidungen mehrfach zu bedenken. Zwar räumt er ein, dass er es oft damit übertreibt, auf Nummer sicher zu gehen, er verurteilt sich dafür aber nicht. Das heißt nicht, dass es in jedem Fall so bleiben muss. Manches würde Oliver selbst gerne lockerer auf sich zukommen lassen. Er ist ganz zuversichtlich, dass ihm das hier und da auch gelingen könnte. Das Wissen um ihre positiven Seiten machen resiliente Menschen nicht in erster Linie von der Zuschreibung anderer abhängig. Natürlich prägt die Resonanz anderer Menschen auch unser Selbstbild, aber resiliente Menschen sind nicht angewiesen auf die Zustimmung anderer, um sich wertvoll zu fühlen.

Die Art und Weise wie Menschen reagieren, wenn sie Fehler gemacht haben, ist ein Indiz für ihre Selbstakzeptanz. Nicht-resiliente Menschen betrachten Fehler häufig als Beweis dafür, dass sie Versager sind. Fehlleistungen und Misserfolge schreiben sie Umständen zu, die nicht leicht korrigiert werden können, zum Beispiel fehlender Intelligenz. Als Folge quälen sie sich entweder mit unangemessenen Selbstzweifeln und Vorwürfen oder sie beschuldigen andere, um ihr perfektes Selbstbild zu retten. Resiliente Menschen dagegen sehen Fehler vor allem als Lernerfahrung und eine Chance für Entwicklung an. Auch von negativem Feedback oder Kritik lassen sie sich nicht gleich entmutigen. Sie prüfen, welche relevanten Informationen und Erfahrungen sie für zukünftige Vorhaben und Aktivitäten verwerten können.

Zusammenfassung:

Akzeptanz ist ein Prozess, der Verluste, Rückschläge und ungewollte Vorfälle in das eigene Leben integriert. Grundlage dafür ist die Erfahrung und das Vertrauen, dass jedes Ereignis auch positive Aspekte enthält und sinnvolle Konsequenzen nach sich ziehen kann, auch wenn dies zum Zeitpunkt des Geschehens noch nicht erkennbar ist.

Resiliente Menschen machen sich bewusst, dass es nicht in ihrer Macht steht, das Verhalten anderer Menschen oder alle Umstände zu ändern, wohl aber ihre eigene Einstellung dazu. Sie können unterscheiden, was sie beeinflussen können und was nicht. Was im Bereich ihrer Möglichkeiten liegt, nehmen sie in die Hand und gestalten ihren Beitrag. Auch wenn es ihnen schwerfällt, sind sie bereit, unabänderliche Gegebenheiten akzeptieren zu lernen.

Sich selbst zu akzeptieren ist ein lebenslanger Prozess. Die Voraussetzung für Selbstakzeptanz ist, sich selbst wertzuschätzen und zu respektieren. Wer offen und konstruktiv auf eigene Unzulänglichkeiten reagiert und versöhnlich umgehen lernt mit den Seiten, die er nicht an sich mag, nährt ein fundiertes Selbstwertgefühl.

Wege zu mehr Akzeptanz: s. Kap. 6.2.

Woran Sie fehlende Akzeptanz erkennen

Ungeduld und Aktionismus

Menschen, die unablässig aktiv sind, um die Welt zu verbessern, ihren Vorstellungen Geltung zu verschaffen oder Dinge voranzutreiben, mangelt es an grundlegender Akzeptanz. Ihnen fehlt das Vertrauen, dass es selbstgestaltende Kräfte gibt, sie glauben, *alles* selbst machen zu müssen. Gerade dadurch verhindern sie, dass sich Dinge entwickeln können.

Mangelnde Fehlerkultur

Fehler unterlaufen, wo immer Menschen arbeiten, sich bewegen, mit anderen umgehen. Wenn ein Klima erzeugt wird, in dem Fehler peinlich sind oder bestraft werden, führt das dazu, dass Menschen vermeiden, das geringste Risiko einzugehen, beim kleinsten Hindernis aufgeben und destruktive Bewältigungsstrategien entwickeln. Statt den Fehler zu konstatieren und zu beheben, sucht man nach Entschuldigungen und Rechtfertigungen (»Ich hatte kein vernünftiges Werkzeug«), man gibt anderen die Schuld (»Wenn er mich besser informiert hätte, wäre das nicht passiert«) oder man leugnet wider besseres Wissen (»Ich weiß davon gar nichts«). Damit wird die Erfahrung verhindert, dass Fehler eine ganz normale Lernquelle sind. Auf ihrer Grundlage kann in komplexen Prozessen die Richtung immer wieder korrigiert werden.

Nörgeln, Hadern und Grübeln

Menschen, die dauerhaft mit ihrem Schicksal hadern, erzählen immer wieder mit unterschwelligem Ärger die gleichen Einzelheiten über das, was ihnen widerfahren ist, ohne dass dieses Erzählen irgendetwas bessert. Durch das erneute Auffrischen der ärgerlichen oder enttäuschenden Einzelheiten steigern sie sich in eine einseitige Sicht der Dinge hinein, die sie immer verbitterter werden lässt.

Häufiges Nörgeln zeigt, dass Menschen Dinge in ihrem Leben oder in sich selbst ablehnen. Das Lamentieren ersetzt die konstruktive Auseinandersetzung mit dem Geschehenen. Es verhindert eine Veränderung der Perspektive, durch die die Betreffenden versöhnlicher mit sich selbst, mit anderen und mit dem Schicksal umgehen könnten.

Verdrängung

Bei schweren Belastungen oder bei einschneidenden Unglücksfällen kann es durchaus eine Strategie für mehr Resilienz sein, sich nicht sofort mit dem gesamten Ausmaß der Katastrophe oder quälenden Einzelheiten zu konfrontieren. Verdrängung ist auch eine Fähigkeit der Selbstregulierung: Nicht mehr an das Schreckliche zu denken kann verhindern, dass ich zusammenbreche, durchdrehe oder im Schmerz versinke. Werden Ereignisse oder Realitäten jedoch auf Dauer nicht zur Kenntnis genommen, die im Leben der Betreffenden dennoch eine (dann verdeckte) Rolle spielen, verfestigt sich die vorübergehend heilsame Verdrängung zu einer Haltung, die die Realität leugnet und Verarbeitung, Integration und persönliche Entwicklung blockiert.

2.3 Lösungsorientierung

Wer etwas will, sucht Wege.
Wer etwas nicht will, sucht Gründe.

Welche Gefühle löst es in Ihnen aus, wenn Probleme auftauchen? Wie denken Sie darüber? Sehen Sie zuerst die Schwierigkeiten oder die Herausforderung? Glauben Sie, dass Sie Probleme ausführlich analysieren müssen, um sie lösen zu können? Gehen Sie davon aus, dass es eine *richtige Lösung gibt? Haben Sie erprobte Lösungsstrategien? Wenden Sie diese immer wieder an oder wechseln Sie die Mittel? Fällt es Ihnen leicht, quer zu denken und auch ungewohnte Ansätze zu verfolgen?*

Problemorientierte Menschen verwenden viel Zeit und Energie darauf, aktuelle oder mögliche Probleme immer wieder in allen Einzelheiten zu beschreiben, zu analysieren und zu beklagen. Resiliente Menschen dagegen machen sich vielmehr Gedanken um mögliche Lösungen. Sie konzentrieren ihre Energie darauf, erwünschte Ergebnisse zu ersinnen, Ressourcen zu aktivieren, Verbesserungen und Fortschritte zu erreichen. Sich auf Lösungen zu fokussieren, öffnet den Blick nach vorne und schafft Energie für das Wesentliche. Dabei tritt die ausführliche und systematische Beschäftigung mit Problemen und ihren Ursachen automatisch in den Hintergrund. Indem resiliente Menschen sich so ausgiebig mit Lösungen befassen und sich diese anschaulich vorstellen, gewinnen sie neue Perspektiven und erweitern ihre Spielräume. Aus Problemen werden Aufgaben und Herausforderungen. Das bedeutet nicht, dass lösungsorientierte Menschen Probleme ignorieren oder Schwierigkeiten übersehen. Wenn es für die Lösung relevant ist, nachzuvollziehen, wie das Problem entstanden ist, nutzen sie diese Denkrichtung als Ergänzung, nicht aber als Hauptfokus ihrer Aufmerksamkeit.

»Problemlose« Lösungen

Der Psychotherapeut Steve de Shazer[9] geht davon aus, dass jede »Lage« verdrängte oder nicht gesehene *Lösungen enthält*, die es (wieder) zu finden gilt. Damit werden gerade als schwierig und krisenhaft erlebte Lebensumstände zu einem Reservoir für neue Lösungsstrategien. Unsere Umwelt ist so lebendig und vielfältig, dass wir gar nicht in der Lage sind, alle Reize gleichzeitig aufzunehmen. Wir registrieren daher immer nur Ausschnitte aus unserer Umgebung. Vor dem Hintergrund individueller Erfahrungen, gesellschaftlicher Konventionen und kultureller Prägung entschlüsseln wir, was diese Bruchstücke bedeuten, und ordnen sie in unseren persönlichen Lebenszusammenhang ein. Jeder konstruiert also seine eigene Wirklichkeit. Und es kommt zu einem Rückkopplungseffekt: Diese Konstrukte steuern wiederum unbewusst unsere Wahrnehmung. Wir registrieren verstärkt die Umstände, die unsere Überzeugungen und Vorstellungen stützen. Wenn Sie überzeugt sind, dass man keinem trauen kann, den man nicht kennt, werden Sie alle

Vorfälle registrieren und in Erinnerung behalten, bei denen Sie oder jemand anders übervorteilt oder betrogen wurden. Glauben Sie aber, dass die meisten Menschen entgegenkommend und hilfsbereit sind, werden Sie wahrscheinlich von einigen Gelegenheiten erzählen können, wo sie im Gespräch mit Fremden ein freundliches Angebot oder einen guten Tipp bekamen. Ob wir also etwas als Problem oder als Chance wahrnehmen und deuten, ist ein Ergebnis unserer eigenen Denkweise. Es ist ein selbstfabriziertes Konstrukt. Und Konstrukte lassen sich verändern.

Für Steve de Shazer sind Probleme lediglich Symptome dafür, dass etwas nicht funktioniert. Diese Sichtweise lenkt die Aufmerksamkeit automatisch darauf, es (wieder) zum Funktionieren zu bringen. Wenn Sie den Eindruck haben, dass Ihr Partner Sie häufig nicht versteht, ist das vor diesem Hintergrund kein »Problem«. Es zeigt lediglich, dass Ihre Kommunikation nicht zufriedenstellend funktioniert. Sich ausführlich und intensiv mit dem Problem zu beschäftigen, verstärkt und verlängert nur das Nichtfunktionieren. Wenn Sie also Ihre Aufmerksamkeit einseitig und ausdauernd auf dieses (vermeintliche) Defizit Ihres Partners richten, rufen Sie automatisch auch die entsprechenden unguten Gefühle hervor. Diese stabilisieren Ihre Problemorientierung. Es wird immer schwerer, sich aus der beschränkten Problemsicht zu lösen. Denn diese Einseitigkeit verhindert ja gerade, dass neue neuronale und mentale Muster gebildet werden und ungewohnte Perspektiven möglich werden. Das Problem kann sich in selbsterfüllender Prophezeiung als »objektiv real« bestätigen. Wie das Kaninchen vor der Schlange geraten

Sie in eine »Problemhypnose«. Dann »wird aus einer Aussage oft eine Einsage«.[10] Was wir uns lange genug einreden, verfestigt sich und verhindert, dass wir uns Lösungsmöglichkeiten zuwenden und sie zulassen. Ihre Problemsicht kann Sie also geradezu daran hindern, Ansätze zu finden, wie Sie Ihre Kommunikation anders gestalten können. Um zu entfalten, was sein könnte, muss man nicht unbedingt alles verstehen, was in der Vergangenheit war. Lösungsorientierung sucht nach Möglichkeiten, eine neue Geschichte zu (er)finden, die wahr (gemacht) werden kann.

Optionen entwickeln

Resiliente Menschen sind offen für neue Ideen und ungewohnte Perspektiven und entwickeln originelle Lösungen, um sich an Veränderungen anzupassen. Sie akzeptieren, dass Umbrüche und Veränderungen zumindest vorübergehend unsichere Verhältnisse und uneindeutige Umstände mit sich bringen. Statt um jeden Preis an der ursprünglichen Planung und Vorgehensweise festzuhalten, vergrößern sie die Bandbreite möglicher Optionen. Dafür ist es notwendig, automatisierte Denkmuster und Handlungsroutinen zu durchbrechen.

Die Fragestellungen im optionalen Denken lauten nicht: »Wer hat recht?« oder »Was ist richtig?«, sondern »Was könnte funktionieren?«, »Wie kann das gehen?« und »Was kann ich tun, damit ...?« Das Ziel ist, möglichst viele unterschiedliche Optionen zu entwickeln, um daraus dann eine angemessene Lösung wählen zu können oder aus den verschiedenen Ansätzen eine maßgeschneiderte zu kombinieren. Resiliente Menschen sind in der Lage, auch vorläufige Lösungen oder Teillösungen anzunehmen. Wer ausschließlich *die* ideale und optimale Lösung favorisiert, die aber vielleicht nicht zu finden ist oder im konkreten Fall nicht umsetzbar ist, läuft Gefahr, in der Problemlage stecken zu bleiben, und sieht sich dann noch darin bestätigt, dass es keine Lösung gibt. Es kommt vielmehr darauf an, aktuell passende, ganzheitlich stimmige und umsetzbare Möglichkeiten herauszufinden. Diese müssen nicht für alle Zeiten sinnvoll sein. Wenn die Gegebenheiten sich ändern, kann die Lösung von heute unter Umständen morgen zum Problem werden. Dann sind die Bereitschaft und die Fähigkeit zu flexiblem Denken gefragt. Flexibilität ist nicht zu verwechseln mit Impulsivität, die den erstbesten oder nächsten Einfall umsetzt. Flexibilität bedeutet, die Richtung oder die Methode wechseln zu können, wenn sie nicht mehr funktioniert.

Lösungsorientierung ist keine Technik, wie man festgelegte Problemlösungsprozeduren mit vorhersagbarem Erfolg auf eine bestimmte Situation anwenden kann, sie ist eine grundsätzliche Haltung, Prozesse weiterzubringen.

Kreatives Denken

Kreativität wird im landläufigen Gebrauch häufig gleichgesetzt mit der Fähigkeit, künstlerisch begabt zu sein oder dekorative Dinge herstellen zu können. Kreativität ist aber genauso eine mentale Fähigkeit, die originelle

Gedankengänge, unkonventionelle Assoziationen und kombinatorisches Denken aktiviert. Kreatives Denken ist in Krisen deshalb so gefragt, weil man neue, ungewohnte Situationen selten mit den gewohnten Mitteln meistern kann. Wenn Hindernisse auftauchen, muss man neue Wege finden und immer wieder seine Strategien abwandeln. Resiliente Menschen sind kreativ, originell und flexibel in ihrem Denken.

Intelligenz ist die Fähigkeit, die Welt zu *verstehen*. Kreativität als schöpferische Kraft strebt danach, die eigenen Lebensverhältnisse zu *verändern*. Dieses Bedürfnis nach Veränderung wird dadurch geweckt, dass wir uns entweder aus einer Problemlage befreien wollen oder aber eine Utopie, einen Zukunftstraum, entwerfen.

Einfache Probleme lassen sich oft durch *reproduktives Denken* lösen. Dabei greifen wir auf bekannte Vorgehensweisen und Lösungsstrategien zurück und wenden sie auf die jeweilige Situation oder Fragestellung an. Bei komplizierteren Aufgaben, bei neuartigen Problemstellungen oder in Situationen, die eine Eigendynamik entwickeln, brauchen wir *produktives Denken*. Produktives Denken wird gespeist von unseren kreativen Kräften. Wir denken uns neue, unbekannte Wege aus, wir stellen uns vor, wie wir ein Hindernis nach dem anderen überwinden können, und wir lassen uns immer wieder etwas einfallen, um doch noch zum Ziel zu kommen.

Um Kreativität in produktive Bahnen zu lenken, müssen also zwei unterschiedliche Denkweisen miteinander verknüpft werden. Diese beiden Denkweisen erzeugen wir in zwei verschiedenen Regionen unseres Gehirns. Die linke Hirnhälfte arbeitet logisch, linear, rational und speichert und verarbeitet Einzelheiten. Sie setzt *konvergente*[11] Denkprozesse in Gang, die darauf hinsteuern, eine eindeutig richtige oder sogar die einzig richtige Lösungsmöglichkeit für ein bestimmtes Problem zu finden. Mit konvergentem Denken versuchen wir, auf der Basis unseres vorhandenen Wissens die gegebenen Informationen zu ordnen, in einen logischen Zusammenhang zu bringen und so zum richtigen Ergebnis zu kommen. Um kreativ denken zu können, brauchen wir jedoch auch die Fähigkeit, ungewöhnliche, weitläufig assoziierte Antworten zu finden. Hier ist also nicht *die eine* richtige Lösung gefragt, sondern möglichst viele unterschiedliche Lösungsansätze. Die dafür gebrauchten Ideen sprudeln dank der rechten Hirnhälfte. Sie ist intuitiv und einfallsreich und löst Assoziationen in ganz verschiedene Richtungen aus. Das *divergente* Denken der rechten Hirnhälfte verarbeitet alle Informationen gleichzeitig und orientiert sich am Ganzen statt an einzelnen Details. Da aber kreative Leistungen nur überzeugen, wenn sie nützlich, relevant oder effektiv sind, ist Kreativität immer ein Werk des ganzen Gehirns.[12] Die Ideen und Geistesblitze der rechten Hirnhälfte müssen auf ihre Brauchbarkeit und Umsetzbarkeit überprüft werden. Für diesen Bewertungsprozess ist wieder das logische und analytische Denken der linken Hirnhälfte gefragt. Auch im Vorfeld schöpferischer Prozesse spielt sie eine Rolle, weil Geistesblitze und geniale Einfälle sich in aller Regel auf der Grundlage solider Sachkenntnis einstellen.

Zusammenfassung:

Lösungsorientierung verwandelt systematisch »Probleme« in Möglichkeiten, Angebote und Chancen. Lösungen im Sinne von positiven Veränderungen verbergen sich in jeder Situation. Diese kann man losgelöst vom Problembewusstsein finden und umsetzen.

Der Anspruch, dass die richtige oder die optimale Lösung gefunden werden muss, blockiert die Entwicklung von Optionen: Es ist erfolgversprechender, wenn man viele Möglichkeiten sammelt, individuelle Schritte herausarbeitet, und Teil- oder Zwischenlösungen akzeptiert. In Kategorien von starren Normen oder entweder – oder zu denken, entspricht in vielen Fällen weder der Komplexität der Sachlage noch den individuellen Möglichkeiten der Betroffenen. Der Spielraum für Lösungen weitet sich, wenn wir im Spielraum von sowohl – als auch originelle und vielfältige Möglichkeiten zulassen.

Kreativität setzt die Bereitschaft voraus, sich von Gewohnheiten zu lösen, verschiedene Betrachtungsweisen einzunehmen und sich immer wieder neue Erfahrungsfelder zu erschließen.

Resiliente Menschen haben die Fähigkeit zum divergenten Denken, das die gewohnten Bahnen verlässt, assoziativ unterschiedliche Bereiche verknüpft und neue Denkmuster prägt. Doch sie nutzen auch in wiederkehrendem Wechsel das analytische Den-

ken der linken Hirnhälfte, um die Ergebnisse zu prüfen und umzusetzen, und um sich das Basiswissen anzueignen, auf dem kreative Prozesse gedeihen können.

Wege zu mehr Lösungsorientierung: s. Kap. 6.3.

Woran Sie fehlende Lösungsorientierung erkennen

Es ist ein sehr deutliches Signal für mangelnde Lösungsorientierung, wenn Menschen immer wieder das Gleiche denken und tun, auch wenn es nicht zum Ziel führt. Statt wahrzunehmen, wenn sie unzureichende, unangepasste oder einseitige Lösungsmethoden einsetzen, und diese dann zu optimieren, tun sie einfach »mehr desselben«.[13]

Einseitige Problemorientierung

Menschen, die überwiegend problemorientiert sind, führen sich immer wieder vor Augen, wie eingeschränkt ihre Handlungsmöglichkeiten und wie unzureichend die Mittel sind, über die sie verfügen. Dadurch machen sie in ihrer Vorstellung die Probleme immer größer und ihre Lage immer aussichtsloser. So trainieren Sie auf Dauer ein einseitiges Problemdenken, in das sie wie bei einer fortgesetzten Selbstansteckung mit Krankheitserregern immer wieder verfallen. Sie betreiben eine ausführliche Ursachenforschung beklagenswerter Lagen oder Verfassungen, ziehen aber daraus keine konstruktiven Konsequenzen für die Lösungssuche. Stattdessen drehen sie sich im Kreis (s. o. Problemhypnose) und wälzen auf diese Art und Weise nicht nur ihre eigenen Probleme, sondern auch noch die anderer Leute.

Konventionen und Rituale

Häufig blockieren festgefahrene Überzeugungen den Zugang und den Mut zu unkonventionellen Ideen. Menschen, die nicht daran glauben, dass sie selbst etwas bewirken und beeinflussen können, hinterfragen nicht, in welchen Denk- und Reaktionsgewohnheiten sie feststecken. Diese Automatismen blockieren sie aber dabei, Lösungen zu finden oder sich in einer schwierigen Lage Erleichterung zu verschaffen. Diese Hürden zeigen sich in typischen Äußerungen:

- **»Ich kann eben nicht aus meiner Haut heraus.«** Diese Überzeugung erstickt alle Lösungsansätze im Keim, mit denen Veränderungen des eigenen Verhaltens einhergehen würden.

- **»Bei uns geht das nicht.«** Diese Behauptung verfestigt die Ausweglosigkeit und betont die besondere Schwere der Lage: Es mag Lösungen geben, aber nicht für uns.

- **»Du hast gut reden!«** oder **»Sie/die stellen sich das so einfach vor!«** Diese Vorhaltung blockt alle Optionen ab, die sich aus Ideen oder Lösungsansätzen anderer ergeben könnten.

- **»Das ist doch nur ein Tropfen auf den heißen Stein!«** Diese Denkweise schließt »kleine« Lösungen wie vorläufige Maßnahmen, bescheidene Schritte oder Teillösungen aus.

- **»Da gibt es nur eine Lösung!«** oder **»Das muss so gemacht werden!«** Diese Aussage forciert Entweder-oder-Entscheidungen und beschneidet die eigenen Gestaltungsmöglichkeiten.

Unausgewogenes Denken

Menschen, bei denen das konvergente Denken der linken Hirnhälfte dominiert, neigen dazu, alle Fragestellungen logisch, rational und zielgerichtet anzugehen. Sie sind wenig flexibel und ersticken unkonventionelle Ideen durch frühzeitiges Bewerten oder sogar Abwerten im Keim. Das divergente Denken der rechten Hirnhälfte spielt dagegen unterschiedliche Perspektiven durch und erlaubt auch »unsinnige« Gedankenspiele. Auch die übermäßige Vorliebe für divergentes Denken kann die Lösungsorientierung behindern. Wer seine Ideenfülle nicht sortiert, überprüft und rational die Umsetzung plant und durchführt, bleibt im Himmel der Möglichkeiten hängen. Diese Menschen sind oft unentschieden, trauern vielen nicht ergriffenen Chancen hinterher und warten, dass sich die besten Varianten von selbst einstellen.

Die schnelle optimale Lösung als Anspruch

Gerade Menschen, die sich selbst für sehr lösungsorientiert halten, haben häufig selbst den Anspruch oder spüren den Erwartungsdruck, jederzeit ganz schnell eine unzweifelhafte Lösung produzieren zu müssen. Dahinter verbirgt sich die Überzeugung, dass es die eine wahre Lösung gibt, die nur gefunden werden muss. Diese Vorannahme hemmt die Kreativität, boykottiert den Suchprozess nach Optionen und lässt den speziellen Kontext außer Acht. Der so aufgebaute Druck ist belastend und verhindert, dass der Kopf frei wird für »gute« Ideen.

3. Die 4 Fähigkeiten

Auf der Basis dieser drei Grundhaltungen entwickeln resiliente Menschen ganz bestimmte Strategien für ihr Denken, Fühlen und Handeln. Aus den Studien konnten folgende charakteristische Fähigkeiten beobachtet und herausgefiltert werden, die ihnen allen gemeinsam sind.

3.1 Sich selbst regulieren

Mit der Zeit nimmt die Seele die Farbe deiner Gedanken an.
Marc Aurel

Sind Sie leicht aus der Fassung zu bringen? Wie viel Einfluss haben oder nehmen Sie auf Ihre Stimmungen? Neigen Sie eher dazu sich anzutreiben oder sich zur Ruhe zu bringen?

Wir unterschätzen häufig, wie viel Einfluss wir selbst auf unsere Stimmungen und unsere eigene Verfassung haben. »Die Gefühle des Menschen sind Worte, die der Körper ausdrückt«, sagt Aristoteles. Resiliente Menschen verstehen es, sich selbst im Hinblick auf unterschiedliche Befindlichkeiten, Umgebungen und Situationen angemessen zu steuern. Sie können sich entweder aktivieren oder beruhigen, je nachdem, was sie brauchen und was die Situation verlangt. So bringen sie ihre Stimmungen, Antriebe und Reaktionen immer wieder in eine effiziente und wohltuende Balance.

Selbstmotivierung/Selbstberuhigung

Haben Sie einen langen Atem auf dem Weg zu Ihren längerfristigen Zielen? Halten Sie Ihre Absichten auch angesichts von Hindernissen aufrecht? Gelingt es Ihnen auch in verzweifelten Momenten, sich wieder Mut zu machen?

Resiliente Menschen sind in der Lage, Rückschläge und Niederlagen mental zu verarbeiten und wieder neuen Anlauf zu nehmen. Die Kunst der Selbstmotivierung zu beherrschen bedeutet nicht, immer »gut drauf« und unermüdlich geschäftig zu sein, sondern sich selbst immer wieder aufbauen zu können. Auch resiliente Menschen kennen das Gefühl, enttäuscht, verstimmt, wütend oder mutlos zu sein. Sie bleiben jedoch nicht endlos in solchen Gefühlen und unerfreulichen Details stecken. Indem sie sich die Situation in ihrem Gesamtzusammenhang vor Augen führen, sprechen sie sich Mut zu, entwickeln wieder Schwung und finden neue Wege. Vielleicht fragen Sie sich, wie das geht.

Unser Gehirn besteht aus zwei Hälften, die auf bestimmte Funktionen, Gedanken und Gefühle spezialisiert sind. Mit der linken Hirnhälfte sind wir in der Lage, unsere willentlichen Absichten zu formulieren, logisch zu denken und detailliert zu planen. Diese Art zu denken brauchen wir, um Risiken zu erkennen und Fehler, Ungereimtheiten oder störende Details festzustellen. Dafür müssen wir allerdings Vorfreude zügeln und Begeisterung bremsen, also unsere Gesamtstimmung dämpfen. Sie kennen das wahrscheinlich aus eigener Erfahrung: Wenn wir erst einmal schlecht gelaunt sind, nehmen wir die Flecken im Teppich oder das ständige Räuspern des Kollegen viel stärker wahr. Umgekehrt erleichtert es eine solche Stimmungslage, Vorhaben mit sachlicher Distanz zu betrachten, Einzelheiten wahrzunehmen und zu planen und sich mit Bedenken auseinanderzusetzen.

Manchmal sind Sie sich einfach sicher, welche Entscheidung für Sie richtig ist, ohne dass Sie es im Einzelnen begründen könnten. Ob es um darum geht, sich für einen Lebenspartner zu entscheiden, sich ein Haustier anzuschaffen oder sich die Bevormundung durch Ihre Schwägerin nicht mehr bieten zu lassen, Sie wissen und fühlen, wie es für Sie stimmig ist. Mit den Denkfunktionen der rechten Hirnhälfte können wir die Dinge nämlich im Überblick betrachten, auf unsere Erfahrungen in ihrer Gesamtheit zurückgreifen und sie intuitiv alle gleichzeitig berücksichtigen. Wir aktivieren sie auch, wenn wir spontan handeln, ohne lange zu überlegen, wenn wir zu anderen Menschen persönlichen Kontakt herstellen und wenn wir intuitiv vertraute Abläufe vollziehen. Diese Art zu denken setzt voraus, dass wir insgesamt positiv gestimmt sind. In guter Stimmung fällt es uns viel leichter, auf unsere Intuition zu vertrauen oder spontan zu handeln. Wenn Sie im Alltag wieder »bei Verstand« sind, können Sie häufig nicht mehr nachvollziehen, wieso Sie im Urlaub das kitschige Aquarell oder die türkisfarbenen Sandalen mit Pailletten gekauft haben. Oder Sie empfinden jemanden, den Sie in beruflichen Stresssituationen unsensibel und unzuverlässig nennen würden, in entspannter Atmosphäre als erfrischend unkonventionell.

Die Art und Weise, in der wir unsere kognitiven Funktionen nutzen, bewirkt ganz bestimmte Gefühlszustände. Resiliente Menschen beherrschen die Kunst, je nach Bedarf sowohl ihre Gefühle zu steuern und auszubalancieren als auch ihre Denkstile. Da wir für gute und stimmige Entscheidungen und ihre Umsetzung das Zusammenspiel beider Hirnhälften brauchen, ist die Fähigkeit, zwischen beiden wechseln zu können, eine grundlegende Voraussetzung für Selbstmotivierung.

Selbstdisziplin/Selbstkontrolle

Wie gehen Sie mit Ihren Gefühlen um? Haben Sie den Eindruck, dass Ihre Gefühle und Impulse Ihnen bei Ihren Vorsätzen öfter in die Quere kommen? Finden Sie in der Regel eine angemessene Ausdrucksform für Ihre Gefühle? Oder neigen Sie eher dazu, unliebsame Emotionen abzulehnen oder zu unterdrücken?

Resiliente Menschen wissen, dass sie die Verantwortung für ihre Selbstkontrolle haben. Sie können störende Impulse und belastende Gefühle steuern und sind in der Lage, selbstbezogene Wünsche mit Vernunft abzuwägen und einen Belohnungsaufschub um eines größeren Zieles willen hinzunehmen. Franz von Assisi wusste: »Tu erst das Notwendige, dann das Mögliche, und plötzlich schaffst du das Unmögliche.«

Menschen mit niedriger Impulskontrolle handeln unüberlegt aus dem Stegreif und nehmen ihren ersten subjektiven Eindruck von einer Situation als objektive Wahrheit. Sie interpretieren die Bemerkung eines Kollegen als persönlichen Angriff und reagieren dann aggressiv oder beleidigt, ohne zu überprüfen, ob es auch wirklich so gemeint war. Was wir über eine Situation oder eine Person denken, bestimmt unsere Gefühle und unser Verhalten. Impulskontrolle lässt uns solche Denkfallen, die uns durch unüberlegtes Handeln in Schwierigkeiten bringen, erkennen und entschärfen.[14]

Selbstdisziplin ist eine Hauptkomponente emotionaler Intelligenz. Die Regulierung der eigenen Gefühle und Impulse trainiert die Fähigkeit, auch unter großem Druck ruhig und gelassen zu bleiben. Gefühlsregulierung bedeutet keineswegs, seine Gefühle zu unterdrücken, sondern sie auf angemessene Art auszudrücken und zu berücksichtigen. Durch Gefühlsregulierung kann man seinen Gemütszustand in Balance bringen: sich abregen, wenn man ärgerlich ist, sich beruhigen, wenn man ängstlich ist oder sich aufheitern, wenn man traurig ist. Niemand muss sich zum Sklaven seiner Gefühle machen. Sonst hindern uns Ängstlichkeit, Trauer oder Ärger daran, anderen Menschen aufgeschlossen zu begegnen oder neue Erfahrungen zu machen.

Selbststärkung/Stressbewältigung

Gesamtgesellschaftlich ist die Stressbelastung erheblich gestiegen. Die Fähigkeit, ohne dauerhafte Beeinträchtigung mit Stress umgehen zu können, ist eine grundlegende Kompetenz der Lebensbewältigung geworden. Resiliente Menschen haben wirksame Strategien, Stress und Druck effektiv zu bewältigen. Bereits im 16.Jahrhundert ermahnte Paracelsus, Urvater der Heilberufe: »Wir sollen nicht in unserem Tagwerk ertrinken.«

Dass wir in Stress geraten können, ist für unseren Organismus ein überlebenswichtiger Zustand. Es versetzt den Körper in die Lage, alle Energie bereitzustellen, die benötigt wird, um einem Feind zu entkommen oder den Kampf aufzunehmen, also eine lebensbedrohliche Situation zu lösen. Dafür werden sämtliche Systeme in Feinabstimmung gesteuert, einige wie Blutdruck und Atmung hochgefahren, andere wie Verdauung und Immunsystem gedrosselt. Danach braucht der Körper Erholung, um wieder in seinen Normalzustand zurückzufinden. Auf diese Reaktionen ist der Organismus eingerichtet, sie sind nicht schädlich, sondern sichern das Überleben. Wofür wir jedoch nicht von Natur aus gerüstet sind, ist der Dauerstress, in dem sich viele Menschen Tag für Tag befinden.

Ein anhaltend hoher Stresspegel verursacht und verschlimmert viele körperliche und psychische Störungen wie Herzkrankheiten, Magen- und Darmbeschwerden, Angstattacken und Schlafstörungen.[15] Der Lebensstil vieler Menschen, die unter chronischem Druck stehen, zeigt kontraproduktive Formen der Stressbewältigung. Sie suchen häufig Entlastung durch übermäßigen Alkoholkonsum, Rauchen, Essen oder Fernsehen. Diese schädlichen Gewohnheiten bringen aber zusätzliche Belastung und Anspannung statt Entspannung – ein Teufelskreis ist in Gang gesetzt.

Resiliente Menschen versuchen nicht nur die Symptome zu kurieren, die übermäßiger Stress auslöst. Sie pflegen generell Methoden und Gewohnheiten der Selbststärkung, um äußerem Druck besser begegnen zu können. Sie machen sich ihre besonderen Stärken und Talente als »Inseln der Kompetenz«[16] bewusst und würdigen sie. Resiliente Menschen sind sich ihrer inneren und äußeren Kraftquellen gewiss und füllen sie immer wieder auf.

Luisas Alltag ist mit Beruf, zwei Kindern und ihrer betagten Mutter im Nachbarhaus mehr als gefüllt. Hausarbeiten erledigt Luisa ausgesprochen ungern, doch ist es eine große Begabung von ihr, wohltuende Beziehungen zu pflegen. Daher nimmt sie sich regelmäßig Zeit, um mit ihrer Mutter zusammenzusitzen, ihr geduldig zuzuhören und etwas von ihrem Tag zu erzählen. Ihrer Schwester Walli fällt es dagegen viel leichter, das Haus ihrer Mutter in Ordnung zu bringen und einzukaufen, als tatenlos bei ihr zu sitzen. Die Schwestern schätzen gegenseitig ihre Stärken, keine glaubt, *alles* tun und können zu müssen. So tun beide regelmäßig etwas für ihre Mutter, ohne sich zu überfordern und ständig unter Stress zu sein.

Zusammenfassung:

Unsere beiden Hirnhälften sind nicht nur auf Denkweisen, sondern auch auf Gemütsverfassungen spezialisiert. Bestimmte Arten zu denken bewirken ganz bestimmte Gefühlszustände – und umgekehrt. Resiliente Menschen steuern mit einem zuträglichen Maß an Selbstdisziplin ihre Gefühle und Impulse, ohne sie rigoros zu unterdrücken.

Sie verfügen über die mentale Flexibilität, schnell zwischen ihrem bewussten Verstand (linke Hirnhälfte) und ihrem emotionalen Erfahrungsgedächtnis (rechts) zu pendeln und dadurch ihre Stimmungen zu regulieren.

Stressbewältigung ist eine der Hauptkomponenten eines resilienten Lebensstils. Resiliente Menschen haben wirksame Strategien, mit Stress so umzugehen, dass sie keinen dauerhaften Schaden davontragen.

Wege zu mehr Selbstregulierung: s. Kap. 6.4

Woran Sie fehlende Selbstregulierung erkennen

Mentale Einseitigkeit

Die meisten Menschen erreichen nicht ständig eine ideale Balance zwischen den Funktionen der beiden Hirnhälften. Dass wir eine Seite bevorzugen, hängt mit persönlicher Veranlagung, aber auch mit entsprechender Förderung und Aktivierung zusammen. Es führt andererseits zu ausgeprägten Fähigkeiten in diesem Bereich. Dass eine Seite dominiert, ist also ganz natürlich und nicht bedenklich. Problematisch wird es, wenn das andere System überwiegend und dauerhaft ausgeblendet wird. Einseitig verzerrtes Wahrnehmen, Erleben und Handeln verfestigt sich und lässt weder Stimmungsbalance noch integratives Denken zu.

Menschen, die Selbstkontrolle übertreiben (linksdominant), neigen zu ständigem Grübeln und Hinterfragen. Sie haben Schwierigkeiten sich zu entscheiden, aus Angst, das Falsche zu tun. Sie flüchten sich in Vermeidungsverhalten, erstellen minutiöse Pläne oder beschränken sich auf vorhersagbare strikte Abläufe. Wenn jemand sich fast ausschließlich mit einzelnen Details oder mit der Fehlersuche beschäftigt, sinkt das Stimmungsbarometer. Zudem verliert er aus den Augen, was der Sinn seines Tuns ist und in welchem größeren Zusammenhang es steht. So kann Perfektionismus im Detail zum Selbstzweck werden. Die damit verbundenen Emotionen wie Ängstlichkeit oder Gereiztheit erschweren es zusätzlich, aus diesem eingeengten Denken und Handeln wieder herauszufinden.

Menschen, die Leidenschaftlichkeit und Spontanität übertreiben (rechtsdominant), neigen dazu, plötzlichen

Impulsen und sich aufdrängenden Bedürfnissen nachzugeben. Sie haben Schwierigkeiten sich zu entscheiden, aus Angst, sich festzulegen. Wenn Unlust aufkommt, verdrängen sie ihre einmal gefassten Absichten und lassen sich schnell ablenken. Indem sie überwiegend im großen Entwurf und spontan nach Gefühl handeln, bleiben notwendige Details unberücksichtigt. Weil sie Schwierigkeiten lieber aus dem Weg gehen, laufen diese Menschen Gefahr, mögliche Einwände nicht zu beachten, Fehler nicht zu erkennen oder keine Konsequenzen daraus zu ziehen. Dafür müssten sie vorübergehend eine Abschwächung ihrer positiven Gefühle wie Begeisterung, Spaß oder Gemütlichkeit in Kauf nehmen.

Stimmungsabhängigkeit

Menschen, die ihre Stimmungen nicht gut regulieren können, betrachten häufig andere oder äußere Gegebenheiten als Ursache für ihre eigene schlechte Verfassung. Solche Menschen können in der Regel eine Reihe von Anlässen nennen, die ihre Stimmung negativ beeinflussen und auf die sie keinen Einfluss zu haben glauben, von eigenen Schwächen bis hin zu anderen Menschen oder den Verhältnissen:

- »Meine dünnen Haare bringen mich zur Verzweiflung.«
- »Weil ich schon seit einer halben Stunde auf meinen Mann warten muss, ist meine Laune im Keller.«
- »Kein Wunder, dass das Arbeitsklima unter den Kollegen schlecht ist – so pingelig wie der neue Chef ist!«

- »Bei dem Wetter muss man ja depressiv werden!«

- »Der Zug fährt nur alle zwei Stunden – ich kriege die Krise!«

Diese und ähnliche Sätze sind Signale dafür, dass Menschen ihren eigenen Gemütszustand von außen steuern lassen. Sie nehmen nicht wahr, dass sie selbst durch ihre innere Einstellung diese Gefühle erzeugen.

Dauerhafte Entmutigung

Wenn wir neue Denkmuster lernen und alternative Verhaltensweisen erproben, ist das nicht immer sofort von Erfolg gekrönt. Wir können im Voraus nicht absehen, ob der gewählte Weg wirklich funktioniert oder effizient ist. Manchmal gehen wir auch von unrealistischen Zielen und Erwartungen aus. Entmutigte Menschen betrachten fehlgeschlagene Pläne oder misslungene Vorhaben häufig als Beweis ihres persönlichen Unvermögens. Sie beschuldigen sich selbst als Versager oder spielen die Bedeutung ihres Veränderungswunsches herunter. Statt ihre Zielsetzungen zu korrigieren und ihre Vorgehensweisen der Situation und den gegebenen Möglichkeiten anzupassen, kapitulieren sie vorschnell. Wer aber wiederholt ein hoffnungsvolles Ziel oder einen Traum einfach aufgibt, dessen Selbstwertgefühl sinkt. Der Verzicht darauf, persönliche Vorsätze zu fassen und sich etwas zuzutrauen, scheint zunächst Erleichterung zu bringen, doch auf lange Sicht mündet er in Frustration.

3.2 Verantwortung übernehmen

Wir sind nicht nur verantwortlich für das,
was wir tun,
sondern auch für das, was wir nicht tun.
Jean Baptiste Molière

Wie selbstbestimmt leben Sie? Nehmen Sie die Dinge in die Hand? Gestalten Sie Ihr Leben weitgehend in eigener Regie? Machen Sie sich von anderen abhängig? Lassen Sie sich von den Erwartungen Ihrer Umgebung leiten?

Wissenschaftliche Untersuchungen wie auch Alltagserfahrungen zeigen, dass es für alle Menschen ein grundlegender Antrieb ist, möglichst viel Kontrolle über das eigene Leben zu haben oder zurückzugewinnen. Persönliche Kontrolle gilt als Hauptkraft und grundlegende Voraussetzung für emotionales und körperliches Wohlbefinden und verringert Ängste, Depressionen und Schlaflosigkeit. Forschungsergebnisse belegen, dass die Herzinfarktrate steigt, je weniger Einfluss die Menschen auf eine stressende Situation zu haben scheinen.[17] Das Gefühl, das eigene Leben im Wesentlichen unter Kontrolle zu haben, bedeutet, nicht abhängig zu sein von äußeren Bedingungen, von Vorstellungen der Eltern, von fremden Erwartungen und verinnerlichten Ansprüchen oder von der Anerkennung des Chefs.

Die Opferrolle verlassen

Haben Sie etwas verloren, das Ihnen (lebens-)wichtig war? Einen Menschen, Ihren Arbeitsplatz, Ihre Wohnung, eine Illusion? Sind Sie der Meinung, dass Ihnen übel mitgespielt wurde? Dass Sie ungerecht behandelt, hintergangen, abgelehnt wurden oder werden? Kennen Sie das Gefühl, Opfer zu sein?

Wenn sie ihre Arbeit oder ihre Ersparnisse verlieren, wenn sie schwer erkranken, wenn sie verlassen, betrogen oder ausgenutzt werden, betrachten sich die meisten Menschen als Opfer der Umstände oder anderer Menschen. Es lässt sich im Leben kaum vermeiden, dass Ihnen solche Dinge widerfahren und Sie dabei vorübergehend zum Opfer werden. Doch wie sehr und wie lange Sie unter den Gegebenheiten leiden und mit ihrem Schicksal hadern, entscheiden Sie selbst: »Niemand kann dir ohne deine Zustimmung ein Gefühl der Unterlegenheit vermitteln« (Eleanor Roosevelt). Menschen, die sich bereitwillig und langfristig in der Opferrolle einrichten, ist oft nicht bewusst, wie sie selbst dazu beitragen, sich in Abhängigkeit zu begeben oder darin zu verharren. Da sie die Möglichkeiten zur Veränderung ihrer Lage nicht wahrnehmen, fehlt es Opfern an Motivation und Orientierung.

Indem Sie sich für die Opferrolle entscheiden, geben Sie anderen Macht über sich und Ihr Leben. Wenn Sie Ihre eigenen Einflussmöglichkeiten nicht wahrnehmen und sich aus der (Mit-)Verantwortung für Ihre Lage zurückziehen, verstärken Sie eine »erlernte Hilflosigkeit«. Birgit hat Tätigkeiten wie Bankgeschäfte und Versicherungen komplett ihrem Mann überlassen. Als er sie nach 23 Ehejahren verlässt, kennt sie weder ihre Konten noch irgendjemanden in ihrer Bank. Sie fühlt sich überfordert damit, eine Überweisung zu tätigen oder sich einen Überblick über ihre Versicherungen zu verschaffen. Ihre Hilflosigkeit ist nicht in einer realen Unfähigkeit begründet. Birgit hat sie sich im Lauf der Jahre selbst antrainiert; aus der Überzeugung, dass sie diese Dinge nicht so gut kann, hat sie es schließlich ganz aufgegeben, sich damit zu befassen.

Menschen in Opferhaltung glauben, dass sie überdurchschnittlich häufig benachteiligt werden oder sich für andere aufopfern müssen, ohne dass sie dafür angemessen entschädigt oder belohnt werden und ohne dass sie selbst etwas daran ändern könnten. Eine fortgesetzte Opferhaltung trübt den Blick für mögliche Erleichterungen oder neue, günstige Gelegenheiten zur Veränderung. Die Betreffenden bestätigen sich immer wieder selbst ihre Machtlosigkeit und verfestigen sie, indem sie ihre Aufmerksamkeit einseitig auf die Unausweichlichkeit und Unveränderbarkeit ihrer Situation richten. Heinz fühlt sich von seinem Vorgesetzten schikaniert. Bei Versetzungen ist Heinz der Erste, der benannt wird. Zurzeit ist er in eine Außenstelle drei Stunden von seinem Wohnort entfernt abgeordnet. Er kennt die Gründe nicht, und der Gedanke sich zu wehren, kommt ihm gar nicht. Stattdessen sagt er häufig: »Was soll ich denn machen? Ich bin ja froh, dass ich noch Arbeit habe.«

Opfer geben leicht nach, wenn sie Erwartungen oder Druck von außen ausgesetzt sind. Weder wägen sie nüchtern ab, was die weiteren Konsequenzen sind, wenn sie sich weigern, noch bedenken und entscheiden sie eigenständig, wie sie mit solchen Anforderungen umgehen. Sabine betont häufig, dass sie aus Überzeugung Hausfrau und Mutter ist. Gleichzeitig lässt sie immer wieder eine Bemerkung darüber fallen, dass sie ihrer Familie ihre Karriere als Sängerin geopfert habe. Ihre Freundin Christa kann auch bei genauerem Nachfragen nicht ausmachen, was Sabines eigene Beweggründe waren, was ihr Mann sich vorgestellt hat und was die Umgebung erwartet hat. Eine klare Entscheidung von Sabine ist nicht greifbar. Da sie äußerem Erwartungsdruck wenig entgegensetzen, können Opfer am Ende oft nicht mehr unterscheiden, ob etwas von anderen gewünscht oder gefordert wurde, oder ob sie es selbst so wollten. Das hat gravierende Folgen für ihr Selbst-»Bewusstsein«. Sie wissen immer weniger, wer sie selbst sind und was sie selbst wollen. Opfer machen sich nicht bewusst, dass sie sich auch dann, wenn sie nichts tun oder schweigen, indirekt für oder gegen etwas entscheiden, und dass dies weit reichende Folgen für ihr Leben hat.

Auch resiliente Menschen geraten durch belastende Ereignisse oder widrige Umstände, die sie nicht kontrollieren können, manchmal in die Opferrolle. Doch sie bleiben nicht auf Dauer darin stecken. Nach einiger Zeit sammeln sie ihre Kräfte, um Schritt für Schritt die Anteile zu verändern, die ihrem Einfluss unterliegen.

Wer ist schuld? – Schuldgefühle und Schuldzuweisungen

Wie denken Sie über Schuld? Welche Gefühle löst es in Ihnen aus, schuld zu sein? In welchen Situationen oder bei welchen Vorkommnissen neigen Sie besonders dazu, anderen die Schuld zu geben? Welche Erfahrungen haben Sie mit dem Thema Schuld in Ihrem Leben gemacht?

Schuld ist die Kehrseite der Opferhaltung. Wenn man selber so wenig Kontrolle und Einfluss zu haben glaubt, dann muss es jemand anderen geben, der Schuld hat. Menschen in der Opferhaltung neigen dazu, entweder anderen die Schuld für ihre Misere zuzuschreiben oder sich selbst mit unangemessenen Schuldgefühlen niederzumachen. Auf den ersten Blick mögen solche Schuldzuweisungen entlasten, doch letztlich lähmen sie alle Beteiligten. So verhindern sie, dass Verantwortlichkeiten und Einflussmöglichkeiten geklärt und konkrete Schritte zur Verbesserung oder Veränderung eingeleitet werden: »Wenn Sie sich schuldig fühlen, heißt das, dass Sie es wieder machen werden« (Ron Smotherman).

Eigene wie auch fremde Schuldzuweisungen bewirken in der Regel, dass man sich schlecht fühlt. Schuldgefühle verunsichern, machen klein und ängstlich oder vorwurfsvoll und aggressiv. Sie treiben uns geradewegs in die defensive Opferhaltung. Selbst wenn sie nur beschuldigt werden, die Tickets nicht eingesteckt zu haben, sich für die Präsentation nicht genügend vorbereitet zu haben oder einen Kunden nicht überzeugt zu haben, reagieren die meisten Menschen automatisch mit Gegenvorwurf oder Rechtfertigung. Für die Veränderung einer Situation oder eines Verhaltens ist Schuld völlig funktionslos. Uns schuldig zu fühlen führt nämlich keineswegs dazu, dass wir unser Verhalten ändern. Es führt lediglich dazu, dass wir unser Denken und Tun erklären, entschuldigen und rechtfertigen – und es dennoch oder gerade deswegen beibehalten.[18]

Schuldzuweisungen bewirken vor allem, dass die zu Tage getretenen Probleme als solche ignoriert werden und sich verfestigen oder verschlimmern. Statt die bisherigen offensichtlich unzureichenden Lösungen und Vorgehensweisen zu optimieren, beschränkt man sich darauf, den oder einen Schuldigen zu finden, unter Umständen zu bestrafen – und geht dann wieder zur Tagesordnung über. Ist erst einmal ein Schuldiger benannt, lehnen sich alle anderen erleichtert, manchmal auch selbstgefällig, zurück. Wenn Menschen zu Schaden gekommen sind, werden häufig Rücktrittsforderungen an die Verantwortlichen laut. Damit allein ändert sich aber noch nichts. Es sollte als gemeinsame Aufgabe aller Beteiligten verstanden werden, unverzüglich zu klären, wie es zu dem Missstand gekommen ist, wie der Schaden wiedergutgemacht werden kann und wie man mit vereinten Kräften verhindern kann, dass Ähnliches sich wiederholt.

Wenn wir statt Schuld die ***Verantwortung*** übernehmen, werden wir frei, auf schwierige Problemlagen angemessene ***Antworten*** zu finden und umzusetzen. Verantwortung zu übernehmen statt Schuld zu verteilen macht konstruktiv und handlungsfähig: Resiliente Menschen kümmern sich mehr darum, sich selbst oder die Verhältnisse zu verändern und anzupassen, als sich in der ineffektiven Schuldfrage zu verlieren. Dies setzt voraus, unterscheiden zu können, wofür sie verantwortlich sind und wofür nicht. Verantwortlich bin ich für das, was ich beeinflussen und kontrollieren kann. Jeder hat also die Verantwortung für seine eigenen Gedanken, Gefühle und Handlungen. Wie andere Menschen darauf reagieren, liegt hingegen in deren Ermessen und Verantwortung.

Im Naikan, einer japanischen Lebensphilosophie und Meditationspraxis, geht man davon aus, dass jeder Mensch mit dem, was er tut oder lässt, anderen immer wieder Schwierigkeiten bereitet. Man kann das gar nicht verhindern, und es nutzt nichts, sich deswegen schuldig zu fühlen. Vielmehr geht es darum, sich dessen bewusst zu sein, und verantwortungsvoll und mit Respekt für alle Beteiligten damit umzugehen.[19] Ich trage Verantwortung dafür, wie ich anderen begegne, wie viel Anteilnahme ich zeige oder was ich ihnen zumute. Ob wir übergangen werden, jemand sich mit uns streitet oder wir verlassen werden – wir sind daran beteiligt. Auf jeden Fall sind wir verantwortlich dafür, wie wir die Situation deuten, und wie wir reagieren. Ich kann aber nicht beeinflussen, was andere fühlen, denken oder tun – und dafür bin ich auch nicht verantwortlich. Selbstverantwortung bedeutet, anzuerkennen, dass ich immer auch selbst einen Anteil am Geschehen habe, und *diesen* Anteil redlich zu gestalten. Es schließt aber auch ein, den anderen ihren Part zuzugestehen und zu (über)lassen.

Sein Leben in die Hand nehmen: Pro-aktiver Gestalter sein

Wie treffen Sie die Entscheidungen über das, was Sie tun oder lassen? Sind Ihnen Ihre wichtigsten Ziele bewusst? Was brauchen Sie, um aktiv zu werden? Reagieren Sie in erster Linie auf das, was Ihnen begegnet oder geht die Initiative von Ihnen aus? Was erwarten Sie von anderen?

Resiliente Menschen sind proaktiv[20]: Sie warten nicht, bis sie zum Reagieren gezwungen sind, sondern ergreifen frühzeitig die Initiative. George Bernard Shaw schreibt über Gestalter: »Ich glaube nicht an die Verhältnisse. Diejenigen, die in der Welt vorankommen, gehen und suchen sich die Verhältnisse, die sie wollen, und wenn sie sie nicht finden können, schaffen sie sie selbst.« – Wenn Sie sich für Ihr Wohlergehen weitgehend selbst zuständig fühlen, bedeutet das, dass Sie der Gestalter und nicht das Opfer Ihrer Lebensgeschichte sind.

Proaktive Gestalter machen sich bewusst, was sie langfristig erreichen wollen, und steuern zielstrebig darauf zu. Dennoch sind sie in der Lage, sich auf unerwünschte, ungeplante und unvorhergesehene Veränderungen einzulassen.

Auch Menschen mit einem hohen Grad an Selbstverantwortung und Eigeninitiative sind nicht begeistert, wenn ihnen Fehler unterlaufen, wenn sie Entscheidungen revidieren oder Verluste hinnehmen müssen. Doch sie sind überzeugt, dass sie daraus lernen können. Unsichere Menschen betrachten Fehler in erster Linie als Beweis ihrer eigenen Unzulänglichkeit und lassen sich dadurch in ihrem Selbstwertgefühl erschüttern. Resiliente Menschen dagegen sehen und akzeptieren, dass gerade Fehler, Irrtümer und Umwege aufschlussreiche Quellen für zukünftigen Erfolg und persönliche Entwicklung sind.

Zusammenfassung:

Widerfahren Menschen Dinge, denen sie sich machtlos ausgeliefert sehen, fühlen sie sich als Opfer. Menschen, die überzeugt sind, dass sie weder auf ihre eigenen Gedanken, Stimmungen und Verhaltensweisen noch auf äußere Gegebenheiten Einfluss nehmen können, verharren dauerhaft in der Opferhaltung. Resiliente Menschen dagegen ergreifen nach einiger Zeit die Initiative und verlassen die Opferrolle. Resiliente Menschen übernehmen Verantwortung für sich selbst: für ihr Denken, Fühlen, Handeln und für ihre eigenen Angelegenheiten. Sie wissen zu unterscheiden, was ihrem Einfluss und ihrer Kontrolle unterliegt, und was in den Verantwortungsbereich anderer fällt.

Weder belasten sie sich selbst mit überflüssigen und wirkungslosen Schuldgefühlen noch werfen sie anderen vor, an ihren Problemen schuld zu sein. Sie nehmen wahr, wo sie anderen Menschen Schwierigkeiten bereiten. Dabei übernehmen sie die Verantwortung für das, was sie selbst sagen und tun, ohne in die Sphäre der anderen einzugreifen. Fehler und Rückschläge betrachten sie als Quelle von Lernen und Erfahrung und als Hinweise zur Verbesserung.

Wege zu mehr Selbstverantwortung s. Kap. 6.5.

Woran Sie mangelnde Selbstverantwortung erkennen

Verharren in der Opferrolle

Wer sich an die Opferhaltung als Dauerzustand gewöhnt, nimmt sich die Möglichkeit, zu sortieren und zu erkennen, worauf er in der jeweiligen Lage Einfluss nehmen kann und wo er daher mit entschlossenem Handeln weiterkäme. Stattdessen ziehen »Dauer-Opfer« es vor, sich ausgiebig bedauern zu lassen oder Missstände und Ungerechtigkeiten zu beklagen. Ein deutliches Signal für unangemessenes Verharren ist es, wenn die Betreffenden immer wieder unverändert um dieselben Themen – und letztlich um sich selbst – kreisen.

Menschen, die ihr Leben in eigener Verantwortung gestalten, reagieren meistens ablehnend, wenn sie bemitleidet werden. Sie fühlen sich von mitleidigen Zeitgenossen geradezu in die Opferrolle gedrängt, weil diese ihnen nicht zutrauen, eigenständig ihre Probleme zu lösen und ihr Leben zu gestalten. Diese Art von Mitleid ist zu unterscheiden von Mitgefühl. Wer aufrichtig mitfühlt, versucht die anderen emotional zu verstehen und sich in ihre Lage zu versetzen, ohne sie jedoch zu schwächen oder zu entmündigen und ihnen die Steuerung für ihr weiteres Vorgehen aus der Hand zu nehmen. Opfer dagegen sind für Mitleid und Bedauern sehr empfänglich und zementieren damit ihren Zustand der Hilflosigkeit, Abhängigkeit und Lähmung.

Schuldzuweisungen

Opfer sind oft sehr geschickt darin, bei anderen Gewissensbisse und Schuldgefühle für ihre Lage zu erzeugen. Besonders in Konflikten und Auseinandersetzungen reichen ihre Mittel von subtilen Unterstellungen bis hin zu massiven Vorwürfen, um andere in die Rolle des Schuldigen oder Täters zu drängen und sich selbst damit in die Opferrolle zurückzuziehen. Horst beteuert ständig, dass er einfach nicht verstehen kann, warum seine Frau ihn vor fünf Jahren verlassen hat, er habe alles für sie getan, aber sie habe es ihm nicht gedankt. Alternativ dazu machen sie sich selbst zum Märtyrer, indem sie die Schuld für alles und jeden auf sich nehmen und sich mit wiederkehrenden Selbstvorwürfen quälen. Die allein erziehende Anja leidet unter ihrem chronisch schlechten Gewissen, weil ihr Sohn das Abitur nicht geschafft hat; das liege nur daran, dass sie ihm keine perfekte Familie bieten konnte. Dauer-Opfer aktivieren immer wieder ihre Enttäuschung darüber, dass einige Dinge in ihrem Leben nicht nach ihren Vorstellungen laufen oder gelaufen sind.

Passive Vermeidungshaltung

Eine Reihe von Menschen, denen es am rechten Maß von Selbstverantwortung fehlt, schreiben Krisen oder die Möglichkeit des Misslingens überwiegend Bedingungen und Einflüssen zu, die außerhalb ihrer Kontrolle liegen. Sie gehen fest davon aus, dass sie keine Möglichkeit haben oder es nicht schaffen können, die Gegebenheiten zu ändern. Dass sie sich dazu nicht in der Lage sehen, betrachten sie wiederum als Beweis ihrer Unfähigkeit oder ihres Pechs. So setzen sie in einen Teufelskreis aus Selbstzweifeln und Vermeidungsverhalten in Gang, um sich das zu ersparen.

Manche vermeiden es, sich überhaupt eigene Ziele zu setzen, weil sie Angst haben, sich durch Fehler oder Misserfolge zu exponieren oder sogar zu blamieren. Andere träumen zwar davon, bringen aber nicht die Energie auf, konkret etwas für das Erreichen ihrer Ziele zu tun. Sie schieben die Umsetzung immer wieder auf oder geben schnell auf, wenn Schwierigkeiten oder Misserfolge auftauchen.

Beide Gruppen flüchten sich häufig in sehr überzeugend vorgebrachte Ausreden und Entschuldigungen:

- »Es hat doch sowieso keinen Zweck!«
- »Das ist gar nicht zu schaffen!«
- »Es kommt eben immer etwas dazwischen!«
- »Das konnte ich gar nicht erreichen!«
- »Ich musste in der Situation einfach aufgeben!«

Diese Ausflüchte bringen zwar kurzfristig Entlastung, weil die Betreffenden auf diese Weise Versagensängsten und Gefühlen von Beschämung und Minderwertigkeit entgehen. Doch geben sie damit auch alle Handlungsmöglichkeiten auf, die ihnen Erfolgserlebnisse vermitteln und sie aus diesem Teufelskreis herausbringen könnten.

Die »Aber zuerst«-Falle

Selbstverantwortung übernehmen heißt, sich auf das fokussieren, was ich selbst beeinflussen, kontrollieren und gestalten kann. Besonders bei Konflikten und in Beziehungsproblemen haben die Beteiligten aber oft sehr konkrete Vorstellungen davon, was *der andere* tun müsste, um die Situation zu verbessern. Jeder fordert vom anderen, dass er sich zuerst ändert, und fühlt sich völlig im Recht, bis dahin zu mauern.

- »Mir ist schon klar, dass der Chef durch die neuen Vorgaben unter Druck steht, aber wenn er nicht zuerst mal Verständnis für uns zeigt, geht gar nichts.«

- »Solange mein Kollege sich nicht entschuldigt, brauche ich ihn auch nicht zu grüßen.«

- »Ich bin ja bereit auf meinen Sohn einzugehen, aber er muss auch mal zuhören!«

Mit solchen Bedingungsschleifen wird dem Gegenüber die Gesamtverantwortung für jegliche Veränderung zugeschoben. Natürlich heißt das Prinzip Selbstverantwortung nicht, dass nicht auch andere sich ändern sollten und dass man dazu keine Wünsche äußern oder Vorschläge machen darf. Es bedeutet aber, dass wir *zuerst* bei uns selbst schauen, was wir anders machen können, um Konflikte zu entschärfen und die günstigsten Voraussetzungen für eine Veränderung zu schaffen, statt Forderungen an die anderen zu stellen.

Nicht Nein sagen können

Gerade Menschen mit hohem Verantwortungsbewusstsein belasten sich häufig mit Angelegenheiten, die nicht die ihren sind, übernehmen Aufgaben und Pflichten, gegen die sie sich innerlich wehren, oder fühlen sich für alles und jeden (persönlich) verantwortlich. Weil sie dabei aber die Verantwortung für sich selbst nicht ernst nehmen, für ihr Denken und Handeln, für ihre Verfassung und die Grenzen ihrer Belastbarkeit, geraten sie unmerklich in die Opferrolle. Dann reagieren sie vorwurfsvoll oder gekränkt, abhängig von der Zuwendung ihrer Umgebung. Erschöpft und ausgelaugt von ihrer Selbstausbeutung erwarten sie, dass die anderen die Grenzen, die sie selbst nicht ziehen, von sich aus erkennen und sie schonen.

3.3 Beziehungen gestalten

Alles wirkliche Leben ist Begegnung.
Martin Buber

Mit wem teilen Sie Ihr Leben? Welche Menschen waren und sind an Ihren Erfolgen und Niederlagen beteiligt? Was haben Sie dazu beigetragen? Auf wen können Sie zählen? Wem stehen Sie bei in schweren Zeiten? Wodurch fühlen Sie sich anderen Menschen verbunden?

Die Qualität unserer Beziehungen macht einen großen Teil unserer Lebensqualität aus. Resiliente Menschen zeichnen sich neben der persönlichen Intelligenz der Selbstregulierung durch ausgeprägte soziale Kompetenzen aus. Sie sind bereit und in der Lage, sich auf unterschiedliche Menschen einzustellen, ohne sich selbst zu verbiegen. Resiliente Menschen scheuen sich nicht, andere in Anspruch zu nehmen, wenn sie Unterstützung brauchen oder die Sache es erfordert. In gleichem Maße sind sie selbst bereit, ihr Wissen, ihre Erfahrung oder ihre Arbeitskraft zur Verfügung zu stellen, wo es nötig und gewünscht ist. Gegen unangemessene Forderungen oder fremde Erwartungen können sie sich jedoch abgrenzen.

Netzwerke

Es gehört zu den menschlichen Grundbedürfnissen, mit anderen zusammen zu sein und von anderen Wertschätzung und Anerkennung zu erfahren. Soziale Netze geben emotionale Stabilität und vermitteln das Gefühl, einen festen Platz im Leben zu haben und dazuzugehören. Dafür müssen sie weder groß noch zahlreich sein. Vielmehr kommt es auf die Qualität der Beziehung und der Unterstützung an. Untersuchungen haben gezeigt, dass Menschen mit engen familiären oder freundschaftlichen Beziehungen sich weniger gestresst fühlen, dass sie sich schneller von Infekten und Herzanfällen erholen und länger leben. Die Kinder in der Kauai–Studie konnten einen ungünstigen familiären Hintergrund kompensieren, wenn sie wenigstens eine vertrauensvolle Beziehung zu einem Erwachsenen außerhalb hatten. Sie können sich weder Ihre Familie und Ihre Verwandten noch Ihre Kunden, Kollegen und Vorgesetzten aussuchen. Sie können jedoch entscheiden, wie Sie mit ihnen umgehen, und welchen Einfluss auf Ihr eigenes Leben Sie zulassen. Und im privaten Bereich haben Sie die Wahl, mit welchen Menschen Sie sich umgeben und welche Freundschaften Sie pflegen.

Es gibt ganz unterschiedliche Arten von Netzwerken. Wir verfügen über ganz intime wie Familie und enge Freunde und über lockere Netzwerke wie gesellschaftliche Kontakte. Zufällige Netzwerke ergeben sich in einer Nachbarschaft oder unter Menschen, die sich immer wieder am gleichen Urlaubsort treffen, während gewisse berufliche Kontakte nur über strategisch aufgebaute Netzwerke zustande kommen. Netzwerke basieren auf der Erkenntnis und dem Bewusstsein, dass wir nicht alles selber tun und können müssen. Sie ermöglichen Vorhaben, vor denen wir alleine kapitulieren würden: »Wenn wir uneins sind, gibt es wenig, was wir tun können. Wenn wir uns einig sind, gibt es wenig, was wir nicht tun können« (John F. Kennedy). Forschungen haben gezeigt, dass soziale Fähigkeiten der entscheidende Schlüssel sind, um im kulturellen Umfeld zu lernen und Intelligenz zu entwickeln. Geistiger Fortschritt ist immer eine Gruppenleistung: Einer hat eine Idee, andere knüpfen daran an und entwickeln sie weiter.[21] Auch die größten Reformer und Initiatoren haben ihre Erfolge nicht alleine geschafft, sondern waren und sind auf den Beitrag der anderen angewiesen.

Empathie

Glaubwürdiges Interesse an anderen und ehrliche Anteilnahme sind zwei Voraussetzungen, damit Netzwerke nicht zu seelenlosen Konstrukten verkommen, von denen man mit möglichst wenig Investition möglichst viel profitieren will. Empathie ist die Fähigkeit, sich in die Gedanken, Gefühle und Haltungen anderer hineinversetzen zu können. Das fällt uns in der Regel leicht, wenn wir Übereinstimmendes entdecken oder andere uns sympathisch sind. »Ich will geliebt sein oder ich will begriffen sein. Das ist eins«, sagt Bettina von Arnim. Bei Menschen, mit denen wir Schwierigkeiten haben, sinkt unsere Bereitschaft, ihre Beweggründe und Verfassung nachzuvollziehen. Es in diesen Fällen bewusst und gezielt zu versuchen, ist Teil unserer sozialen Kompetenz, oft auch einer professionellen Haltung. Ob in der Erziehung, in der Pflege, im Umgang mit Kunden, Mitarbeitern oder Vorgesetzten – die grundsätzliche Bereitschaft und die Fähigkeit, andere zu verstehen, auch wenn sie schimpfen, uns auf die Nerven gehen oder querschießen, ist die Basis für konstruktive Kommunikation.

Viele Menschen sind in der Lage, ihre spontan ablehnende Haltung einem Menschen gegenüber zu ändern, wenn sie es sich erklären und Verständnis dafür aufbringen können.[22] Wissen sie, dass die Auszubildende gerade heftig unter Liebeskummer leidet, nehmen sie ihren schnippischen Ton nicht krumm und sehen darüber hinweg, wenn sie bei der kleinsten Kritik in Tränen ausbricht. Erfahren sie, dass der unhöfliche Kellner gerade eine schlechte Nachricht bekommen hat, werden sie nachsichtiger gegenüber seinem unangemessenen Verhalten. Voraussetzung dafür ist, dass ihr Ärger darüber sich noch in Grenzen hält. Ab einem gewissen Zornespegel, für den der Kellner und die Auszubildende unter Umständen gar nichts können, stimmt keine noch so einleuchtende Erklärung milde. Für wohltuende Beziehungen ist es also wichtig, bereit und in der Lage zu sein, sich in andere hineinversetzen zu können. Es kommt aber auch darauf an, sich selbst so zu regulieren, dass nicht unverhältnismäßig starke Impulse wie Ärger, Frust oder Enttäuschung diese Einfühlung blockieren.

Empathie wirkt nicht nur nach außen, sondern betrifft auch die eigene Person. Wer nachempfinden kann, wie man sich fühlt, wenn man Sorgen hat, deprimiert oder in seinem Selbstwertgefühl erschüttert ist, der bringt auch

Verständnis für sich selbst in schwierigen Lebenssituationen oder in Entscheidungen und Verhaltensweisen der Vergangenheit auf. Das heißt nicht, dass man gut finden muss, wie andere oder man selbst sich verhalten hat, sondern dass man es emotional nachvollziehen kann. Dieses Verständnis bewirkt, dass wir auf unpassendes, unerwünschtes oder feindseliges Verhalten maßvoller, nachsichtiger und konstruktiver reagieren können.

Soziale Flexibilität

Emotionale Intelligenz[23] ist eine wesentliche Komponente von Resilienz. Die Signale, die wir von anderen aufnehmen und deuten, beeinflussen die Art und Weise, wie wir mit den Betreffenden umgehen. Emotional intelligente Menschen bekommen andererseits ziemlich gut mit, wie sie selbst wahrgenommen werden. Sie nehmen auch subtile und indirekte Rückmeldungen von anderen auf und verwerten sie. Die Wirkung, die wir auf andere haben, hat wiederum einen großen Einfluss auf die Art und Weise, wie diese Menschen mit uns umgehen. Sie bestimmt mit, ob ihre Reaktion mehr von Respekt und Kooperation oder von Ärger und Misstrauen geprägt ist. Resiliente Menschen merken, wenn sie bei anderen eine Wirkung erzielen, die sie nicht wünschen oder nicht beabsichtigen. Sie sind dann bereit und in der Lage, ihr eigenes Verhalten zu ändern, statt das nur von den anderen zu erwarten.

Das bedeutet nicht, dass resiliente Menschen keine Konflikte kennen oder nur in harmonischen Beziehungen leben. Doch sie haben gelernt zu unterscheiden, zwischen negativen Bindungen, die geprägt sind durch übergroße Abhängigkeit, Bedürftigkeit oder Manipulationen und positiver Verbundenheit, in der eine wohltuende Balance von Nehmen und Geben herrscht. Resiliente Menschen umgeben sich überwiegend mit Menschen, die Letzteres sicherstellen, und halten die auf Distanz, die Ersteres fordern oder praktizieren. Sie sind in der Lage, sich umzuorientieren, wenn sie von einer Person etwas erwarten, was diese ihnen nicht erfüllen kann oder will, statt endlos und immer wieder daran zu leiden. Lena hat lange unter der kühlen Atmosphäre und dem gleichgültigen Umgang in ihrer Familie gelitten und immer wieder vergeblich versucht, eine positive Resonanz auf ihre Gefühle und Zeichen der Nähe zu bekommen. Inzwischen versteift sie sich nicht mehr darauf, die ersehnte Wärme und Geborgenheit unbedingt von den Mitgliedern ihrer Herkunftsfamilie zu bekommen. Sie hat einen guten Weg mit anderen Menschen gefunden und fühlt sich bei warmherzigen Freunden zuhause.

Resiliente Menschen erkennen, wo andere einen wertvollen Beitrag leisten können. Sie stoßen Ideen und Beteiligung anderer an. Johann Wolfgang von Goethe sagt: »Behandle Leute so, als ob sie das wären, was sie sein könnten, und hilf ihnen, das zu werden, was sie werden könnten.« Die Kunst besteht darin, andere so miteinander zu verbinden, dass jeder sich entsprechend seiner individuellen Talente und Stärken einbringen kann. Das verhindert, dass er seine Energie an Dinge verschwendet, die ihm nicht liegen und für die er unverhältnismäßig viel Kraft und Zeit aufwenden müsste. Das gilt für die Organisation von Straßenfesten und Betriebsausflügen genau so wie für Produktentwicklung oder die Realisierung neuer Personalführungskonzepte. Manchen geht es leicht von der Hand, die praktische Umsetzung zu organisieren, andere finden den richtigen Ton, um die Anliegen der Gruppe an unterschiedlichen Stellen zu vermitteln, und wieder andere scheinen einen unerschöpflichen Vorrat an Ideen zu haben. So kann das Ergebnis einer geglückten Verzahnung die Summe bester Einzelergebnisse weit übersteigen. Nicht resiliente Menschen ziehen sich bei Krisen und Unsicherheit eher von anderen zurück. Sie wollen keine Schwäche zeigen, sich keine Blöße geben oder sind überzeugt, dass sie es alleine besser können. Menschen mit hoher sozialer Flexibilität kennen ihre Grenzen und wissen, wann sie die Hilfe anderer brauchen. Sie finden es normal, sich in schwierigen Zeiten Unterstützung zu holen, ohne dass ihr Selbstbild dadurch Schaden nimmt.

Verbundenheit und Engagement

Resiliente Menschen leben nicht isoliert, sondern in Verbindung zu anderen Menschen, zu Wertvorstellungen und Lebensphilosophien. Schon John Donne erkannte: »Niemand ist eine Insel.« Im Gefühl der Verbundenheit[24] spüren wir, dass wir Teil von etwas sind, das größer ist als wir selbst. Manche empfinden diese Verbundenheit vor allem in ihrer Familie oder unter Freunden. Andere erfahren sie eher in einem Team, in einer Organisation oder einer Religionsgemeinschaft oder erleben sie, wenn sie sich im Einklang mit ihren höchsten Werten fühlen. Wie sehr wir auf andere angewiesen sind, zeigt eine Studie, nach der die einsamsten Menschen ein dreimal höheres Sterblichkeitsrisiko haben als die mit sozialen Beziehungen, selbst wenn bei diesen andere Risikofaktoren hinzukommen. Dabei ist die Art der Beziehung, ob Familie, Kirche, Verein oder Dorfgemeinschaft unerheblich. Wichtig ist dagegen, mehrere solcher Verbindungen zu haben.[25] Wenn Sie erwarten, dass ein Mensch oder eine Gruppe Sie in allen Lebenslagen auffangen kann, werden Sie früher oder später enttäuscht sein. Wir überfordern uns und andere, wenn wir glauben, jederzeit für alle Bedürfnisse und Wunschvorstellungen herhalten zu müssen und zu können. In schwierigen Situationen stehen uns manchmal überraschend Menschen zur Seite, an die wir vorher nicht gedacht hätten.

Viele Menschen mit »Ehrenämtern«, in denen sie sich freiwillig für andere Menschen oder eine gute Sache einsetzen, bestätigen, dass sie viel zurückbekommen für ihren Einsatz. Soziales Engagement und Gemeinsinn spielen eine große Rolle für die Entwicklung von Resilienz. Es stärkt uns selbst, wenn wir das Leben anderer erleichtern oder bereichern.[26] Dazu bedarf es keiner spektakulären Aktionen, Sie können das gerade auch in kleinen Alltagssituationen erleben. Es ist eine alte Lebensweisheit, dass Ängste und Sorgen kleiner werden, wenn wir uns um andere kümmern, statt nur um uns selbst zu kreisen. Menschen fühlen sich gut, wenn sie für andere etwas bewirken können. Auf diese Weise geben nicht wenige Menschen dem Leid, das ihnen widerfahren ist, ihren individuellen Sinn. Selbsthilfegruppen entwickeln sich meistens aus dieser Motivation heraus. Die Gründer wollen Menschen in ähnlichen Situationen ihr Schicksal erleichtern, indem sie ihr Wissen und ihre Erfahrungen weitergeben. So bekommt es über die eigene Verarbeitung hinaus einen Nutzen.

Unabhängig davon, ob Sie es beabsichtigen oder nicht, hat alles, was Sie tun und sagen, eine Wirkung auf andere Menschen. Verbundenheit entsteht durch alles, was wir an Wissen, Erfahrungen, Wertschätzung und Ermutigung empfangen und weitergeben. Wenn Sie anderen liebevolle und gleichzeitig wahrhaftige Rückmeldung geben, sie ermutigen und bestärken, haben Sie teil an ihrer Entfaltung und erfahren im Gegenzug häufig eine tiefe Befriedigung.

Zusammenfassung:

Resiliente Menschen schaffen sich unterschiedliche Stützsysteme, auf die sie zurückgreifen können, statt alles alleine bewältigen zu wollen. Ohne sich von anderen vollkommen abhängig zu machen, ergänzen sie ihre eigenen Kenntnisse, Fähigkeiten und Talente mit den Ressourcen anderer.

Empathie ist die Bereitschaft und die Fähigkeit, sich in andere hineinversetzen und ihre Beweggründe nachvollziehen zu können, egal ob sie uns sympathisch sind oder nicht. Resiliente Menschen sind aber auch in der Lage, anhand verbaler und nonverbaler Signale zu entschlüsseln, wie ihr eigenes Tun und ihre Verfassung auf andere wirken.

Ein Merkmal resilienter Menschen ist ihre emo-

tionale Intelligenz und soziale Flexibilität. Sie erkennen die unterschiedliche Art und Intensität von Beziehungen und können diese differenziert gestalten. Sie schaffen sich ein Umfeld, in dem sie auf vielfältige Ressourcen zurückgreifen können.

Resiliente Menschen sind bereit, ihr Wissen und ihre Fähigkeiten in ihr Umfeld und in die Gesellschaft einzubringen. Sie unterstützen andere bei ihren Vorhaben, ohne sich selbst zu verausgaben. Aus diesem Engagement ziehen sie wieder Kraft für sich selbst. Überzeugt von ihrem persönlichen Wert helfen sie gleichzeitig anderen, ein gutes Selbstwertgefühl zu entwickeln.

Wege zu mehr Beziehungskompetenz s. Kap. 6.6.

Woran Sie einen Mangel an Beziehungskompetenz erkennen

Fehlende oder einseitige Netzwerke

Manche Menschen scheuen den Zeitaufwand oder die Mühe, die es erfordert, Beziehungsnetze am Laufen zu halten. Einige glauben, dass sie allein besser zurechtkommen oder wollen niemandem etwas schuldig sein. Andere befürchten, selbst zu kurz zu kommen, wenn sie sich einbringen. Wer grundsätzlich lieber für sich bleibt, verzichtet auf eine wichtige Komponente für Resilienz.

Viele Menschen umgeben sich am liebsten mit Personen, die genauso sind und denken wie sie selbst. Damit schaffen sie sich eine ständig sprudelnde Quelle der

Selbstbestätigung und brauchen sich nicht in Frage zu stellen. Natürlich verbindet es und gibt Sicherheit, wenn andere unsere Gedanken, Eindrücke und Überzeugungen teilen. Wird es aber zur Voraussetzung für engere Beziehungen, können sich eigene Sichtweisen zu unumstößlichen Wahrheiten verfestigen. Wer Menschen, die anders sind, denken und handeln, systematisch aus dem Weg geht, lernt nicht, sich mit anderen Vorstellungen auseinanderzusetzen, persönliche Vorlieben zu relativieren und Widersprüche auszuhalten.

Übertriebene Erwartungen

Menschen, die verbittert sind, rechtfertigen dies häufig damit, dass sie von anderen enttäuscht wurden. Nur selten machen sie sich klar, dass gerade ihre überzogenen oder unrealistischen Erwartungen zu der Enttäuschung geführt haben. Die Vorstellung, dass unsere Bezugspersonen uns jederzeit ganz nach Bedarf trösten, unterhalten, aufrichten, anspornen oder bestätigen sollen, überfordert auf Dauer jede Beziehung.

Auch manche Gruppen und Netzwerke werden mit übertriebenen Ansprüchen überfrachtet, die sie nicht erfüllen können. Eine Sportgruppe kann eine vertraute Gemeinschaft sein, wenn man gemeinsam durch den Wald läuft oder schwimmen geht und vielleicht hinterher noch zusammensitzt. Man kommt auf andere Gedanken, unterhält sich und lacht zusammen. In der Regel wird man aber kaum die gleiche Lebensphilosophie oder Weltanschauung teilen – und oft auch keine Lust haben, sich in diesem Rahmen darüber auseinanderzusetzen. Die Freundin, mit der man stundenlang einträchtig über Gott und die Welt philosophieren kann, ist wahrscheinlich nicht der geeignete Partner für einen mehrtägigen Wanderurlaub, weil sie weder den Bergen noch dem Laufen etwas abgewinnen kann. Wer nicht unterscheiden und respektieren kann, was eine Beziehung hergibt und was nicht, und wer die Grenzen anderer nicht akzeptiert, wird immer wieder frustriert werden – und die Schuld dafür wahrscheinlich bei den anderen suchen.

Fehlende Kritikfähigkeit

Um zu merken, ob wir uns in einseitige Vorstellungen verrennen oder noch auf Kurs sind, brauchen wir außer einer guten Selbstwahrnehmung auch ein Korrektiv von außen. Es ist eine verbreitete Haltung, für Rückmeldungen von anderen offen zu sein, so lange sie positiv sind. Auch wenn es nicht leichtfällt und Sie vielleicht in Ihrer Eitelkeit kränkt, können Sie lernen, auch kritische Äußerungen dankend anzunehmen. Das bedeutet nicht, dass Sie die Meinung teilen müssen, sondern dass Sie sie als Impuls für Ihre Selbstreflexion nehmen. Dann können Sie in aller Ruhe für sich selbst entscheiden, was daran zutreffend ist, und was Sie damit anfangen.

Negative Vorannahmen

Manche Leute verwechseln Einfühlen und Verstehen mit Zustimmen oder Nachgeben. Sie haben Angst, übervorteilt zu werden, wenn sie (zu) verständnisvoll sind. Ständig fragen sie sich, was die anderen wohl im Schilde führen könnten. Carola ist vielen Kollegen gegenüber ziemlich misstrauisch. Wenn Gespräche abbrechen, vermutet sie, dass Schlechtes über sie gesprochen wurde.

Häufig steigert sie sich so in ihre negativen Erwartungen, dass sie alle vernünftigen oder mäßigenden Einwände ihrer Bürokollegin beiseite schiebt. Am Ende tut sie selber, was sie den anderen unterstellt: Sie lässt sie ihre Vorbehalte spüren und macht sich keine Gedanken darüber, wie ihre Botschaft bei den anderen ankommt. Sich in negative Vorannahmen hineinzusteigern macht blind dafür, wie destruktiv die eigenen Worte und nonverbalen Signale wirken.

Übertriebene Individualisierung

Wir leben in einer Gesellschaft, in der Selbstverwirklichung und individuelle Entfaltung großgeschrieben werden. Das schafft uns viele Freiheiten, herauszufinden, was wir selber wollen, und es auch zu verwirklichen. Gleichzeitig suggeriert es, dass wir immer die richtige Auswahl treffen und uns aus der Allgemeinheit herausheben müssen. Bei allen Vorteilen kann dieser Druck zur Selbstbestimmung auch zu Orientierungslosigkeit und Vereinzelung führen. Gute Teams schaffen es, dass sich durch die Gemeinsamkeiten der Arbeit auch der Einzelne besser entfalten kann als alleine. Glücklichen Paaren gelingt es, dass beide ihre eigene Persönlichkeit entwickeln, sie sich auf der anderen Seite aber so aufeinander einstellen, dass sie wirklich ein Paar sind. Für diese Balance braucht es die Fähigkeit und die Bereitschaft, sich immer wieder zu anderen in Beziehung zu setzen und ihre Interessen und Eigenarten zu berücksichtigen. Ist dieses wechselseitige Eingehen aufeinander gestört, finden bestenfalls individuelle Entwicklungen Einzelner auf Kosten anderer statt. Resiliente Beziehungen beruhen aber immer auf Gegenseitigkeit.

3.4 Zukunft gestalten

Die Zukunft sollte man nicht
vorhersehen wollen,
sondern möglich machen.
Antoine de St. Exupéry

Was erwarten Sie von der Zukunft? Haben Sie Träume, die Sie verwirklichen wollen? Haben sie langfristige Ziele im Auge? Was können Sie heute schon dafür tun? Welche Wendepunkte oder grundsätzlichen Entscheidungen werden aller Wahrscheinlichkeit nach auf Sie zukommen? Welche Veränderungen werden Sie zu bewältigen haben?

Was immer in der Vergangenheit war und in der Gegenwart ist, die Zukunft beinhaltet für Sie neue Chancen und Möglichkeiten. Deshalb nehmen resiliente Menschen lieber möglichst viel Einfluss auf ihre Zukunft, statt sich immer wieder mit der Vergangenheit zu beschäftigen. Die Zukunft ist die Zeit, die wir durch Vorbereitung (mit)gestalten können, indem wir die Erfahrungen der Vergangenheit und die Tendenzen der Gegenwart verwerten. In der Zukunft spüren wir die Auswirkungen dessen, was wir heute tun. Sie ist die Zeit, in der sich die Investitionen und das Lernen von heute auszahlen. Die Zukunft ist das Zeitfenster, in dem wir uns immer wieder entscheiden können, die Dinge anders zu machen.

Antizipation: Vorausdenken und vorausfühlen

Glauben Sie, dass Sie Einfluss auf Ihre Zukunft haben? Welche Bilder haben Sie im Kopf, wenn Sie an die Zukunft denken? Rechnen Sie eher mit positiven oder mit negativen Entwicklungen? Sehen Sie eher Chancen oder eher Einschränkungen auf sich zukommen?

In einigen Branchen der Wirtschaft ist es von existenzieller Bedeutung, gesellschaftliche Trends im Vorfeld zu erkennen und frühzeitig darauf zu reagieren. Natürlich können wir nicht wirklich wissen, was die Zukunft bringt, und auch bei bester Vorbereitung kann keiner sicher sein, dass alles wie erwartet eintreffen wird. Doch wenn Sie sich auf die vorhersehbaren Entwicklungen frühzeitig einstellen, haben Sie mehr Energie für die Verarbeitung *der* Ereignisse zur Verfügung, die tatsächlich überraschend eintreten.

Auf vieles, was uns in der Zukunft erwartet, haben wir einen Einfluss, der nicht zu unterschätzen ist. Denn abgesehen von nicht steuerbaren Ereignissen bekommen wir in der Regel das, was wir erwarten. Auf der Grundlage unseres Naturells und unserer Erfahrungen bilden wir unbewusst Vorannahmen, wie sich die Dinge entwickeln werden. Diese spiegeln aber nicht das wieder, von dem wir bewusst *wollen*, dass es passiert, sondern das, von dem wir *glauben*, dass es passieren wird. Robert will das Tennismatch unbedingt gewinnen, ist aber innerlich überzeugt, dass er diesem »Angstgegner« unterlegen ist. In dem Fall heißt sein inneres Programm, das sein Spiel steuert, nicht »Ich werde gewinnen«, sondern »Ich habe keine

Chance«. Unsere Voorannahmen beeinflussen, wie wir uns fühlen und wie wir reagieren. Erweisen sie sich als »richtig«, fühlen wir uns bestätigt und glauben, alles unter Kontrolle zu haben. Stellen sich unsere Erwartungen als falsch heraus, sind wir irritiert, frustriert und verunsichert. Wir verhalten uns daher unbewusst so, dass unsere Einschätzungen möglichst bestätigt werden.

Nicht nur, was wir aktuell denken und erwarten, auch die Bedeutung, die wir den Vorkommnissen der Vergangenheit beimessen, steuert unsere Befindlichkeit und unser Verhalten in der Zukunft. Wie Sie über das denken, was bis dahin gewesen ist, hat mehr Einfluss auf Ihre Zukunft, als das, was tatsächlich gewesen ist. Peter und Johann haben beide eine gescheiterte langjährige Beziehung hinter sich. Peter hat sehr darunter gelitten, dass seine Freundin ihn verlassen hat. Er hat sich aber auch damit auseinandergesetzt, wie es dazu gekommen ist. Er ist sich sicher, dass er in der nächsten Beziehung einiges anders machen würde. Peter ist zu dem Schluss gekommen, dass sie beide viel an Beziehungserfahrung gewonnen haben, die ihnen in ihren künftigen Partnerschaften zugutekommt. Johann empfindet es immer noch als große Kränkung, dass seine Frau ihn verlassen hat. Er befürchtet, keiner Frau mehr vertrauen zu können. Auch er glaubt, daraus gelernt zu haben: Sollte er sich jemals wieder auf eine Beziehung einlassen können, was er sehr bezweifelt, wird er auf der Hut sein. Wer Krisen und schwere Zeiten als lehrreiche Erfahrungen und Reifungsprozesse verbucht, der öffnet sein Leben für positive Entwicklungen und wird günstige Gelegenheiten erkennen und ergreifen. Menschen, die hingegen ihre Erfahrungen so verarbeiten, dass sie nur noch das Schlimmste befürchten, werden ihre negativen Vorannahmen immer wieder bestätigt sehen wollen.

Resiliente Menschen sind pro-aktive Gestalter ihrer Zukunft. Pro-aktiv sein bedeutet, dass sie nicht nur abwartend auf das reagieren, was auf sie zukommt, sondern von sich aus die Initiative ergreifen. Statt zu warten, bis die Verhältnisse sie zu einer Reaktion zwingen, oder andere für sie Entscheidungen treffen, loten sie ihren eigenen Einflussbereich aus und nutzen ihn.

Dafür brauchen sie die Fähigkeit und die Bereitschaft, anschauliche Vorstellungen über die Zukunft zu entwickeln. Resiliente Menschen sind in der Lage, Konsequenzen Ihres eigenen Tuns und des Verhaltens anderer gedanklich und emotional vorwegzunehmen. Das gibt ihnen fundierte Entscheidungshilfen dafür, welche Alternativen sie in der Gesamtwirkung ansprechen, und welche sie nicht wollen. Auf diese Weise setzen sie sich auch mit denkbaren Schwierigkeiten und Möglichkeiten ihrer Überwindung schon im Vorfeld auseinander. Dennoch bleiben sie offen dafür, flexibel auf überraschende Entwicklungen zu reagieren.

Fokussierung: Sich auf seine Lebensträume ausrichten

Worauf kommt es Ihnen im Leben an? Was ist Ihnen so wichtig, dass Sie Ihre ganze Kraft dafür einsetzen? Was müssten Sie erreichen, um wirklich zufrieden zu sein? Wonach streben Sie, auch wenn es Sie viel Anstrengung kostet?

Menschen sind Sinnsucher. Uns langfristig auf etwas Bedeutungsvolles auszurichten gibt unserem Leben Substanz und Orientierung. Resiliente Menschen stellen ihr Tun in einen sinnvollen übergeordneten Zusammenhang. Auch und gerade in turbulenten Zeiten machen sie sich immer wieder bewusst, worauf es ihnen wirklich ankommt im Leben. Sie schenken den Informationen, die ihr unbewusster Verstand in Gestalt von Träumen und Visionen hervorbringt, gebührende Beachtung. Daran richten sie im Einklang mit verbindlichen Prinzipien und Werten ihre grundlegende Zielsetzung aus. Sie folgen dem Rat Leonardo da Vincis, der sagt: »Binde deinen Karren an einen Stern.«

Visionen und überdauernde Wertvorstellungen geben Orientierung, besonders in Umbruchphasen und Krisenzeiten, wenn vertraute Bindungen sich auflösen oder gewohnte Verfahren in Frage gestellt werden. Wie Himmelskundige in der Wüste sich nach den Sternen richten, um ihren Weg zu finden, so weisen die Träume und Bilder unseres Unbewussten uns die grundlegende Richtung, in der unser Streben und Bemühen Erfüllung findet. Sie äußern sich als vage Ideen (»Irgendwie wollte ich immer etwas ganz für mich alleine machen«), alte Sehnsüchte (»Schon als Kind hat mich Afrika fasziniert«) oder diffuse Bilder (»Ich sehe mich immer auf einer hölzernen Veranda umgeben von Tieren«). Resiliente Menschen achten diese Botschaften und leiten aus ihnen ihre langfristigen Ziele ab. Sie dienen ihnen als Filter, um die Fülle möglicher Richtungen und Vorgehensweisen nach ihrer subjektiven Bedeutsamkeit zu sortieren. Die Entscheidung für ihre persönlichen Lebensziele erleichtert ihnen das

Nein zu Alternativen, die reizvoll sind, aber in eine andere Richtung führen. So vermeiden sie, sich zu verzetteln und Ressourcen zu verschwenden. Statt sich daran aufzureiben, wenn belanglose Nebensächlichkeiten nicht optimal sind, konzentrieren sie ihre Energie konsequent auf ihre »Sterne«.

Resiliente Menschen glauben an ihre Selbstwirksamkeit[27], sie sind überzeugt, etwas ausrichten zu können in der Welt. Dieser Motor verschafft ihnen greifbare Erfolgserlebnisse, die wieder positiv auf ihr Selbstvertrauen und ihr Selbstwertgefühl wirken. Alle Menschen, die Außergewöhnliches erreicht haben oder ihre persönliche Spur verfolgen, haben damit begonnen, ihre inneren Bilder auftauchen zu lassen und ihrer Phantasie freien Lauf zu lassen. Sie haben diese Ideen immer wieder aktiviert und zu einer Vision ausgestaltet, die stark genug war, Hindernisse zu überwinden und Rückschläge zu verkraften. Das gilt für Initiatoren von Massenbewegungen oder Spitzensportler, deren Erfolge in der Öffentlichkeit beachtet werden, genauso wie für Menschen, die ihre Träume im Stillen verwirklichen. Nicht wenige erfolgreiche Projekte haben damit begonnen, dass zwei oder drei Menschen gemeinsam an einem Küchentisch »gesponnen« haben. Es gibt kaum eine stärkere Kraft als die schöpferischen Ideen des Unbewussten und der brennende Wunsch, sie zu verwirklichen. Resiliente Menschen sind bereit, sich dafür anzustrengen, Hindernisse zu überwinden und die kurzfristige Befriedigung aktueller Bedürfnisse hintanzustellen.

Zielorientierung: Von der Absicht zum Handeln

Kennen Sie Ihre Ziele? Wie erreichen Sie Ihre Ziele? Neigen Sie eher zu bewusster Selbstkontrolle oder zu intuitiver Selbstregulierung? Sind Ihre Aktivitäten und Tätigkeiten mit Ihren Zielen im Einklang?

Wenn man lang gehegte oder neu entworfene Träume aus dem Himmel der Möglichkeiten auf die Erde holen will, braucht man eine klare Zielsetzung. Resiliente Menschen folgen dem Satz Wolfgang Petersens: »Wer nicht anfängt, wird nicht fertig.« Ziele entstehen entweder aus Träumen und Visionen oder aus Unzufriedenheit mit dem Status quo. Hinter den Zielen, die wir uns setzen, steckt also ein »guter Grund«, wir wollen damit einen bedeutungsvollen Wert verwirklichen oder ein wesentliches Bedürfnis erfüllen. Es ist aber gar nicht immer so leicht, eine Zielformulierung zu finden, die diesen guten Grund auch wirklich trifft. Wir merken es oft gar nicht, wenn sich fremde Erwartungen in unsere Zielvorstellungen schmuggeln oder wir unbemerkt die Vorstellungen anderer verinnerlicht haben. Wenn unsere Vorsätze aber unsere eigenen Werte und Bedürfnisse unterlaufen, sabotieren wir uns andauernd selber. Unser bewusster Verstand versucht, uns zu kontrollieren und zu disziplinieren, während unser Unbewusstes die Unstimmigkeit der Ziele mit unserem Selbstverständnis registriert und kundtut. Resiliente Menschen sind empfänglich für diese Signale. Sie hinterfragen die wahren Gründe für ihre Absichten und Verhaltensweisen und passen ihre Zielformulierungen so lange an, bis sie ihnen genau entsprechen.

Bei Menschen, denen es in der Regel gelingt, ihre Absichten in die Tat umzusetzen, lassen sich bestimmte Kriterien in der Zielformulierung beobachten.[28] Sie machen sich nicht von anderen abhängig, sondern formulieren ihre Ziele so, dass sie es selbst in der Hand haben, sie zu erreichen. Statt sich zu sagen: »Ich will, dass mein Kollege seine Vorgänge abschließt und nicht mir überlässt«, nehmen sie sich vor: »Wenn mein Kollege seine Vorgänge liegen lässt, lege ich sie in seinen Briefkorb und wende mich meinen eigenen Aufgaben zu.«

Sie machen sich klar, woran sie merken, dass Ziele oder Teilziele erreicht sind. Damit legen sie ihr Anspruchsniveau fest und sorgen durch realistische Zwischenschritte für Erfolgserlebnisse. »Habe ich es erreicht, wenn es mir einmal gelungen ist, oder jede Woche einmal, oder erst, wenn es ein halbes Jahr lang keine Ausnahme mehr gegeben hat?«

Sie formulieren Annäherungsziele und keine Vermeidungsziele. »Ich will nicht mehr ...« aktiviert im Gehirn die lebhafte Vorstellung dessen, was aufhören soll, aber keine Bilder, was stattdessen sein soll. Wer nur von etwas weg will, weiß noch lange nicht, wo es hingehen soll.

Sie unterteilen umfassende Ziele in sinnvolle und machbare Schritte und setzen sich konkrete Termine dafür. Sie verlieren ihre entscheidenden Absichten nicht aus den Augen, sind aber bezüglich der Wege, die dorthin führen, kreativ und flexibel. Auch wenn sie Verzögerungen oder Umwege in Kauf nehmen müssen, bleiben sie am Ball. Weil sie die Einzelschritte immer wieder in Zusammenhang mit ihren »Sternen« bringen, können sie sich auch in langweiligen oder mühseligen Phasen motivieren und halten Durststrecken durch.

Zusammenfassung:

Die Zukunft gestalten bedeutet, auf voraussichtliche und unerwartete Ereignisse vorbereitet zu sein, ohne sich in unrealistische Planungen zu verrennen.

Resiliente Menschen verbinden Antizipation und Flexibilität, indem sie potenzielle Wendungen und mögliche Folgen vorausdenken, und gleichzeitig offen bleiben für unvorhergesehene und unvorhersehbare Ereignisse. Weil sie langfristige Orientierung mit der realen Umsetzung der aktuell sinnvollen Schritte verbinden, erreichen sie eine positive Gesamtbilanz und hohe Stimmigkeit hinsichtlich ihrer Ziele und Vorhaben.

Resiliente Menschen verfügen über eine wesentliche Grundlage der Selbstmotivierung: Sie finden heraus, wonach es sich für sie wirklich zu streben lohnt und scheuen keine Mühen, um es zu erreichen. Diese Zielsetzung und ihr Bewusstsein für Prinzipien und Werte geben ihnen Orientierung für die Auswahl und Prioritätensetzung ihrer Aktivitäten. Ungeachtet eventueller Umwege, Hindernisse oder Rückschläge steuern sie konsequent auf ihre »Sterne« zu.

Wege für eine gelingende Zukunftsgestaltung: s. Kap. 6.7.

Woran Sie erkennen, dass es an Zukunftsgestaltung mangelt

Überbetonung der Vergangenheit

Die Vergangenheit kann eine Fundgrube von Fähigkeiten, Fertigkeiten, Lösungsansätzen und Ressourcen sein. Manche Menschen befassen sich aber einseitig mit dem, was war, statt mit dem, was ist und sein wird. Indem sie der Vergangenheit »magische Kräfte« zuschreiben, geben sie ihre Einflussmöglichkeiten auf die Zukunft aus der Hand.

- »Wer einmal lügt, dem glaubt man nicht.«
- »Mit Büchern kann ich nichts anfangen. Bei uns zuhause hat keiner gelesen.«
- »Mein Mann hat immer unter der Fuchtel seiner Mutter gestanden. Deshalb ist er halt so unselbstständig.«

Diese Aussagen sind bestenfalls Erklärungen, aber keineswegs zwingende Begründungen. Natürlich sind wir von dem geprägt, was wir in der Vergangenheit erlebt, erfahren und gelernt haben. Das heißt aber nicht, dass die Konstellationen der Vergangenheit zwangsläufig bestimmte Gegebenheiten in der Zukunft verursachen oder verhindern. Wer das glaubt, setzt »selbst erfüllende Prophezeiungen« in die Welt: *Weil* wir etwas glauben, wird es wahr, denn wir nehmen vornehmlich die Signale wahr, die unsere Voranrahmen bestätigen, und reagieren auf sie. Wer so denkt, schließt (überraschende) Veränderungen für die Zukunft aus und beschneidet die eigenen Einflussmöglichkeiten. Wer zu sehr an und in der Vergangenheit hängt, läuft Gefahr, seine Zukunft zu verpassen.

Ignorieren von vorhersehbaren Krisen

Ziemlich viele Menschen müssen im Lauf ihres Lebens überraschende Verluste und Schicksalsschläge verkraften. Aber auch normative Krisen und vorhersehbare Veränderungen treffen manche Menschen scheinbar völlig unvorbereitet. Sie ignorieren selbst deutliche Anzeichen, statt sich frühzeitig mit den damit verbundenen Folgen auseinanderzusetzen. Hinter dieser Verweigerung steckt häufig die Angst vor der Realität. Solange sie sich mit den Gegebenheiten gar nicht befassen, können sie immer noch so tun, als gäbe es sie nicht. Also ziehen sie es vor, den Kopf in den Sand zu stecken. Damit aber geben sie ihre eigenen Gestaltungsmöglichkeiten aus der Hand.

Sicher erinnern Sie sich an Gorbatschows berühmt gewordene Mahnung: »Wer zu spät kommt, den bestraft das Leben.« Wer die Zeichen der Zeit nicht wahrnehmen und wahrhaben will, überlässt es anderen, wie sein Leben weitergeht. Für jeden gibt es Dinge oder Vorfälle, mit denen früher oder später zu rechnen ist. Dass mein altes Auto eines Tages kaputtgeht, ist absehbar. Ich kann also durchaus sinnvolle Überlegungen anstellen, was ich dann machen will, und eventuell jetzt schon monatlich etwas zurücklegen. Längst nicht alles im Leben ist planbar, aber wir können auf vieles vorbereitet sein, auch ohne konkret zu wissen, womit wir es zu tun haben werden.[29]

Konfusion: Ohne Ziele und ohne Plan

Manche Menschen wollen sich nicht festlegen, vermeiden es, sich mit Zukunftsperspektiven zu befassen, oder glauben, dass sie ihre Ziele ohnehin nicht erreichen können. Diese Haltung verstärkt sich häufig in turbulenten Zeiten. Wer aber gerade in chaotischen Umbruchsituationen keine (eigenen) Ideen für die Zukunft hat, kann keine sinnvollen Richtungsentscheidungen treffen. Die Beliebigkeit ihrer Aktionen verhindert kleinere und größere Erfolgserlebnisse. Während ihre Energie im Tagesgeschäft versickert, weil sie nicht zielgerichtet eingesetzt werden kann, breitet sich das Gefühl aus, viel zu tun und nichts zu schaffen. Das wiederum bestätigt sie in der Meinung, dass Zielsetzung und Planung keinen Sinn haben.

Überschätzen von Risiken und Misserfolg

Menschen, die Angst vor einer Blamage oder vor dem Versagen haben, glauben sich manchmal auf der sicheren Seite, wenn sie sich nach dem Motto verhalten: »Wer nichts macht, macht auch nichts verkehrt.« Unterlassungen und Versäumnisse scheinen ihnen weniger riskant, als sich mit einer unbedachten Äußerung oder voreiligen Handlung zu exponieren und sich angreifbar zu machen. Aufgaben und Aufträge von anderen erfüllen sie möglichst wörtlich, um sich für alle Fälle abzusichern. Mit dieser übergroßen Vorsicht geraten sie immer mehr in die Defensive und machen sich zum Opfer der Gegenwart statt zum Gestalter der Zukunft. Doch das Gefühl, sich unsterblich blamiert zu haben, ist meistens – gemessen am tatsächlichen Vorfall und dem Eindruck der anderen – überdimensional.

4. Resilienz als Prozess

Resilienz ist nicht *ein* besonderes Persönlichkeitsmerkmal oder eine bestimmte Eigenschaft. Resilienz ist das Talent, die Fähigkeiten oder die Kombination von Merkmalen, die in einem bestimmten Kontext erforderlich sind, hervorbringen zu können.[30] Die Resilienzfaktoren funktionieren also als ein System, das resiliente Reaktionen erzeugt. Jede Schwierigkeit erfordert eine spezifische Konstellation dieser Resilienzfaktoren: In dem einen Fall kann *Optimismus* der wichtigste sein, in einem anderen *Kreativität* oder *Zukunftsorientierung*. Irgendwann wird jedes Merkmal gebraucht. Daher ist eine gute Analyse wichtig, um herauszufinden, auf welche Faktoren es in einer bestimmten Situation besonders ankommt.

Jedes Merkmal spielt also eine wichtige Rolle. Eine besondere Stärke in einem Faktor kompensiert nicht unbedingt Schwächen in einem anderen. Manche Leute haben Stärken in allen sieben Faktoren, andere haben in mehreren Entwicklungsarbeit zu leisten. Bei den meisten Menschen weist das individuelle Resilienzprofil Höhen und Tiefen auf. Wer seine Resilienz insgesamt steigern will, sollte eine möglichst ausbalancierte Palette der Resilienzfähigkeiten anstreben. Ein ausbalanciertes Profil zu haben heißt nicht, dass Sie *ständig* alle Faktoren nutzen, sondern dass Sie je nach Erfordernissen der Situation unterschiedliche Merkmale aktivieren können. Menschen mit wenig ausbalanciertem Profil neigen dazu, sich einseitig und übermäßig auf ihre starken und bevorzugten Merkmale zu verlassen. Wenn eine Situation ihre bevorzugten Herangehensweisen verlangt, werden sie gut reagieren, wenn nicht, verschwenden sie Ressourcen, weil sie andere Fähigkeiten anwenden als erforderlich sind. Sind Sie in der Lage, je nach den Umständen die geeigneten »Zutaten« unterschiedlich zu kombinieren, verfügen Sie über eine generelle innere Stärke, um Veränderungen schneller und besser zu bewältigen und wieder ins Gleichgewicht zu kommen.

4.1 Das Zusammenspiel der Merkmale

Es kommt nicht nur darauf an, welche Faktoren in einer bestimmten Situation von besonderer Bedeutung sind. Entscheidend sind auch die Ausgewogenheit und die passende Mischung der Resilienzfaktoren in einer Person. Es nutzt wenig, wenn einer oder einige sehr stark ausgeprägt sind, dafür andere kaum. Jede Stärke hat ihre Schattenseite, wenn sie einseitig gelebt wird. Isoliert oder übertrieben kann jeder Faktor problematisch werden, und manche unausgewogenen Kombinationen sind besonders ungünstig.

Wer ausgesprochen *optimistisch* ist, aber wenig verantwortungsbewusst und zukunftsorientiert, läuft Gefahr, alles zu verdrängen, was ihm schwerfällt oder ihn frustriert. Statt es realistisch wahrzunehmen, sich machbare Ziele zu setzen und für den eigenen Anteil Verantwortung zu übernehmen, wird er lieber in angenehme Zustände und Tätigkeiten ausweichen – und vielleicht irgendwann ernüchtert feststellen, dass die Probleme sich keineswegs alle von selbst erledigt haben. Seine Konflikte sind nicht gelöst, sondern nur verschoben, weil er ihnen immer wieder aus dem Weg gegangen ist.

Menschen, die in erster Linie von *Akzeptanz* gesteuert sind, haben eine fatale Neigung, alles hinzunehmen und nichts zu hinterfragen. Fehlt ihnen gleichzeitig der Optimismus, dass sie allerhand selbst in die Wege leiten und in die Hand nehmen können, werden sie auch machbare Veränderungen gar nicht ins Auge fassen. Stattdessen verharren sie resignativ im unbefriedigenden Ist-Zustand und lassen ihre Zukunft fatalistisch auf sich zu kommen. Solche Menschen setzen sich auch nicht ernsthaft mit den Menschen in ihrem Beziehungsnetz auseinander. Ohne erkennbare eigene Reaktion schlucken sie alles wie Watte. So sind sie für andere kaum greifbar und lassen keine eigene Position erkennen.

Menschen, die *Lösungsorientierung* einseitig verstehen und übertreiben, machen sich in blindem Aktionismus auf die Suche nach Lösungen, ohne das Problem oder die Fragestellung verstanden zu haben. Sie probieren eine Vielzahl beliebiger Ansätze aus, die aber einen zugrundeliegenden Missstand unter Umständen gar nicht beheben. Wenn es ihnen dazu noch an Akzeptanz der eigenen Grenzen und der Grenzen anderer fehlt, überrollen und überfordern sie andere mit Vorschlägen und Aktivitäten, statt sie mitzunehmen oder einzubeziehen. In dieser Kombination fehlt oft auch der Optimismus, dass sie nicht alles auf der Welt alleine lösen müssen, und dass sich manche Dinge auch auf ihre Weise erledigen, wenn man Zeit und Raum dafür lässt. Diese Menschen entwickeln eine gewisse Verbissenheit, wenn es ihnen nicht gelingt, zwischen ihrem Anteil, für den sie Verantwortung übernehmen können und müssen, und Bereichen, in denen sie gar keinen Einfluss haben oder die sie nichts angehen, weil sie die persönliche Sphäre anderer berühren, zu unterscheiden.

Wer *Selbstregulierung* übertreibt, läuft Gefahr, nur noch im eigenen Saft zu schmoren. Dauernd damit beschäftigt, sich auf die eigenen Stimmungen und Impulse auszurichten, merkt er nicht, wie es anderen in seiner Umgebung geht. Andere übertreiben die Selbstdisziplin und sind besonders streng mit sich. Sie versuchen, alle störenden Impulse zu unterdrücken, statt ihre Botschaft zu verstehen und sie zu integrieren. Wenn dazu noch der Beziehungsfaktor unterentwickelt ist, verzichten sie auf die Erfahrung, wie sich Stimmungen im Austausch und gemeinsam mit anderen entwickeln und regulieren. Wenn die Akzeptanz für andere fehlt, haben diese Menschen häufig wenig Verständnis dafür, dass andere in Emotionen festhängen, in ihren Augen überreagieren und sich nicht selbst daraus befreien können.

Manchen Menschen erscheint die *Opferrolle* als so traumatisch, dass sie unter keinen Umständen überhaupt hineingeraten wollen. Vorauseilend versuchen sie, dafür zu sorgen, dass ihnen nichts und niemand etwas anhaben kann. Dabei werden einige manches Mal zum Täter, indem sie andere brüskieren. Andere überfordern sich, indem sie ihre Kräfte nicht einteilen. Sobald sie eine Situation nicht voll und ganz im Griff haben, befürchten sie, Opfer zu werden, was sie als persönliche Niederlage ansehen. Es fehlt ihnen der Optimismus, dass sie diese Rolle auch wieder verlassen können. Diesen Menschen fällt es in der Regel auch schwer, ein Netzwerk zu aktivieren, das sie dabei unterstützen könnte. Sie verlangen von sich, alles aus eigener Kraft zu schaffen und wollen nicht, dass andere sie als schwach erleben.

Wer es mit der Übernahme von *Verantwortung* übertreibt, gerät leicht in Erschöpfungszustände. Solche Menschen laufen Gefahr, sich an Dingen abzuarbeiten, die sie nicht beeinflussen können, und dabei immer wieder frustriert zu werden. Gleichzeitig nehmen sie anderen ihre Arbeit aus der Hand, entscheiden und handeln nicht zur erwünschten oder erbetenen Unterstützung anderer, sondern an deren Stelle. Dadurch fühlen diese sich bevormundet oder übergangen. Andererseits neigen im Übermaß »Verantwortliche« dazu, in Beziehungsgefügen alle zu bedienen, viel zu investieren und wenig für sich zu beanspruchen oder zu erbitten. Wenn sie sich damit auf Dauer auspowern, sind Enttäuschung, Frustration und das Gefühl von Sinnlosigkeit oft die Folge. So ist es schwer, optimistisch zu bleiben, und diese Menschen tun sich schwer damit, ihre eigenen Grenzen, Schwächen und Unvollkommenheiten zu akzeptieren.

Menschen, die es übertreiben, in *Beziehungen* zu leben, können in unterschiedliche Fallen laufen. Wer sich zu sehr auf andere verlässt, verliert das Gefühl und die Gewissheit dafür, was er aus eigener Kraft vermag. Diese Menschen laufen Gefahr, sich zu sehr an anderen zu orientieren und keine eigenen Ziele ins Auge zu fassen. Sie lassen sich das Steuer für die eigene Entwicklung und die eigenen Belange aus der Hand nehmen. Auf Dauer sinken dabei Selbstvertrauen und Selbstwertgefühl. Gleichzeitig belasten sie andere zu sehr mit Angelegenheiten, die sie auch gut selber regeln könnten. Sie schieben ihnen die Verantwortung für ihr eigenes Wohlergehen zu und geben ihnen am Ende die Schuld an eigenen Unzufriedenheiten. Menschen, die zu viele oder zu umfangreiche Netzwerke haben, sind oft damit überfordert, diese Beziehungen zu pflegen. Sie sind überall und nirgends, ständig am Handy und kommen nie wirklich zur Ruhe. Häufig werden über der Pflege sehr weiter Netzwerke die engen privaten Beziehungen vernachlässigt.

Die übermäßige Beschäftigung mit der Zukunft kann

einen davon abhalten, in der Gegenwart zu leben. Menschen, die glauben, *alles* im Voraus planen zu können und zu müssen, sind nicht mehr offen für zufällige Wendungen und Chancen und nehmen diese oft gar nicht wahr. Gleichzeitig fühlen sie sich sehr verunsichert und ausgeliefert, wenn sie von nicht vorhersehbaren Ereignissen getroffen werden, ihre Pläne von anderen durchkreuzt werden oder sie (vorübergehend) in unsicheren Verhältnissen leben müssen. Sie sind häufig so mit dem Vordenken und Vorsorgen beschäftigt, dass sie in der Gegenwart weder handeln noch genießen können. So versäumen sie es, das Nötige zu *tun*, damit die erwarteten Dinge auch eintreffen und sich die vorgestellten Verhältnisse ergeben können. Sie laufen Gefahr, zu wenig Verantwortung in der Gegenwart zu übernehmen. Dadurch können sie nicht flexibel auf unterschiedliche Lösungsansätze einsteigen und fühlen sich von Menschen ausgebremst, deren Denken, Fühlen und Handeln nicht »passt«. Diese Menschen haben häufig Schwierigkeiten damit, zu akzeptieren, wenn etwas oder jemand in der Realität ihre Zukunftspläne durchkreuzt oder flexible Reaktionen erfordert.

4.2 Balance zwischen den Resilienzfaktoren

Jeder Resilienzfaktor ist ein Schlüssel, der zu einem Schloss passt; alle zusammen erschließen die Wege, um Krisen, Veränderungen und Lebenserfahrungen gut zu bewältigen. Dabei kommt es auf die *Kombination* dieser Qualitäten an: Sind sie ausbalanciert und klug genutzt, bilden sie eine starke und wirksame Kraft in den Wogen des Lebens.

Jede Krise oder Schwierigkeit erfordert eine andere Kombination von Resilienzfaktoren. Wer ein wenig ausbalanciertes Profil hat, neigt dazu, sich einseitig und übermäßig auf seine bevorzugten und am meisten genutzten Merkmale zu verlassen und die anderen zu vernachlässigen. Damit schränkt er auf Dauer seine Reaktionsmöglichkeiten immer mehr ein. Deshalb ist es wichtig, flexibel zu bleiben, sich ständig zu entwickeln und zu korrigieren, und seine Strategien immer wieder an die aktuellen Erfordernisse anzupassen.

Resilienz-Balance ist nicht statisch, sondern dynamisch: Weil Veränderung mit ständig wechselnden Bedingungen und Möglichkeiten einhergeht, kann man sie nicht mit einem festen Set von Herangehensweisen bewältigen. Man muss ständig beweglich bleiben, immer wieder korrigieren und seine Methoden anpassen.

Jede Situation enthält spezifische Erfordernisse: Ein Mensch ist umso resilienter, je besser er in der Lage ist, die entsprechenden Faktoren zu bedienen. Nicht in jedem Kontext werden alle Faktoren gebraucht. Da wir nie sicher sein können, was eine Situation verlangt, haben diejenigen die größten Erfolgsaussichten, die leicht und automatisch alle Faktoren »bedienen« können. Schulen Sie Ihre Fähigkeit, zu analysieren, mit welchem Merkmal Sie in einer Problemlage einen entscheidenden Unterschied bewirken würden.

Jemand, der annähernd gleiche Stärken in allen Faktoren hat, ist unter sich verändernden Bedingungen und in unterschiedlichen Umgebungen wahrscheinlich erfolgreicher. Er ist resilienter als jemand mit ausgeprägten Höhen und Tälern, weil er sich weder zu viel noch zu wenig auf einzelne Merkmale verlässt.

Bei großen Unterschieden in den einzelnen Fähigkeiten besteht die Tendenz, dieses Merkmal zu Ungunsten anderer übermäßig zu benutzen. Damit nehmen Sie sich viele Möglichkeiten, flexibel und wirkungsvoll zu reagieren.

Wenn eine Fähigkeit besonders schwach ausgeprägt ist, wird sie oft kaum gebraucht, vernachlässigt oder sogar ausgeblendet. Es fehlt sozusagen ein Stück im Puzzle. Wenn das sogar bei mehreren Faktoren der Fall ist, werden Ihre Reaktionsmöglichkeiten immer begrenzter und eingeschränkter.

5. Wie starke Menschen mit Resilienz der Überforderungsfalle entkommen

Auf den ersten Blick wirkt Resilienz wie ein Bündel von Kernfähigkeiten, das vor allem für diejenigen wichtig ist, die mit ihrem Leben zumindest vorübergehend nicht zurechtzukommen scheinen. Für Menschen, denen Schlimmes widerfährt, das sie nicht bewältigen können, die Verluste zu erleiden haben, die sie nicht kompensieren können, die immer wieder in Schwierigkeiten geraten, die körperlich oder seelisch erkranken, aggressiv oder straffällig werden. Doch es ist auch von großem Gewinn für Menschen, die vermeintlich selbst viel von dem haben und bieten, was unter dem Sammelbegriff Resilienz beschrieben wird. Sie scheinen über nahezu unerschöpfliche Energien zu verfügen, mit denen sie das Leben für sich und die Menschen in ihrer beruflichen und privaten Umgebung managen und organisieren. Sie lassen als Initiatoren, Begleiter, Motivatoren und Mitstreiter einen Gutteil ihrer Kräfte in die Unterstützung anderer einfließen. Sie sind in der Lage, auch ständige Wechsel und Veränderungen zu verkraften. Auch diese starken und belastbaren Menschen brauchen Resilienz um Überlastung und Stress so zu meistern, dass sie gesund und leistungsfähig bleiben.

Sie sind nämlich auf ihre Weise oft genauso wenig ausbalanciert wie die »Schwachen«. Verhaltensweisen wie um Hilfe bitten, spüren und berücksichtigen, wenn sie müde oder lustlos sind, oder Grenzen setzen, auch wenn sie jemanden damit enttäuschen, sind ihnen oft sehr fremd. Langsam aber sicher manövrieren sie sich auf diese Weise mit der Zeit in einen Zustand der Erschöpfung und der Schwäche, für den sie nur wenige oder gar keine wirksamen Strategien zur Verfügung haben. Auch die schleichende Erhöhung von Anforderungen kann Menschen in die Rolle der scheinbar immer Starken und endlos Belastbaren manövrieren. Müssten sie alle Anforderungen, die sie stemmen, auf einmal übernehmen, würden sie das als nicht machbar von sich weisen. Kommt nach und nach eine Belastung zur anderen, scheint keine für sich genommen als Auslöser stark genug für ein Nein. Starke Persönlichkeiten unterschätzen oft, was die Bewältigung der eigenen Lebensaufgaben an Kraft kostet. Das können persönliche Krisen wie eine Identitätskrise in der Lebensmitte, Umbrüche oder existenzielle Einschnitte wie der Tod eines nahen Menschen sein. Auch sehr stabile Grundpersönlichkeiten können durch extremen Druck oder ungewöhnliche Belastungen so überfordert werden, dass sie Fehlverhaltensweisen entwickeln. Manche entwickeln aufgrund solcher Konstellationen bestimmte Fähigkeiten, die sie stark machen oder zumindest stark zu machen scheinen. Sie tun das um sich zu schützen, doch indem sie diese Talente und Neigungen dann überstrapazieren, beeinträchtigen sie durch ihre Einseitigkeit auch wieder die Resilienzentwicklung.

Denn das Geheimnis der Resilienz liegt darin, wie *unterschiedliche* Schutzfaktoren aktiviert werden können, die für bestimmte Situationen ausschlaggebend sind. Resilient zu sein bedeutet keineswegs immer stark zu sein, es bedeutet sich immer wieder stärken zu können.

5.1 Resilienz als Schlüsselkompetenz in Belastungssituationen

Viele beanspruchte Menschen nehmen allerdings Anzeichen, die auf Überlastung und Überarbeitung hinweisen, bei sich selbst nicht oder nicht mehr wahr. Kein verlässlicher Feierabend, kein Wochenende, kein Urlaub, immer auf Abruf – wer sich ständig getrieben fühlt, setzt seinen Organismus unter Dauerstress. Bleibt die Anerkennung für die ständige Höchstleistung aus, kommt Frust dazu, eine Mischung, die über kurz oder lang zur körperlichen und seelischen Erschöpfung bis hin zum Burn-Out führt. Gerade Professionelle tragen diesen Erkenntnissen in ihrem eigenen Verhalten oft erschreckend wenig Rechnung. Zwar erkennen und benennen Ärzte, Berater und Therapeuten in der Prävention und Gesundheitsfürsorge Prinzipien des Ausgleichs und der Lebensbalance, wenden sie aber selbst kaum an. Führungskräfte und Ausbildende leben teilweise sechzig oder mehr Stunden wöchentliche Arbeitszeit vor und vermitteln damit falsche Maßstäbe. Sie holen sich selber keine Hilfe, auch wenn sie tagtäglich andere sachkundig auf diese Möglichkeit hinweisen.

Die allgemeine Arbeitsverdichtung bei gleichzeitigem Abbau personeller Ressourcen lässt die Belastung für den Einzelnen kontinuierlich steigen. Gleichzeitig wird das eigene Tun durch Bürokratie und Wirtschaftlichkeitsaspekte immer stärker fremdbestimmt. Vor diesem Hintergrund kann die Sinnhaftigkeit von Maßnahmen häufig nicht mehr vermittelt werden. Die daraus folgenden Gefühle von Ohnmacht und der Verlust der Freude am Beruf sind Alarmsignale, die von Menschen, die sich lange Zeit be- und überlastet haben, immer noch nicht als solche verstanden werden. Das hängt unter anderem damit zusammen, dass sie die Ausprägung bestimmter Verhaltensweisen, die resilienten Menschen zugeschrieben werden, missverstehen. Zum einen kommen sie ins Ungleichgewicht, weil sie einzelne dieser an sich resilienten Verhaltensmuster überstrapazieren. Zum anderen glauben sie, dieselben Eigenschaften und Fähigkeiten jederzeit und in jeder Situation hervorbringen zu müssen. Resilienz bedeutet aber, seine Reaktionen je nach Kontext und Situation flexibel variieren zu können. Wirkliche Stärke zeigt sich eben auch darin, manchmal schwach und hilfsbedürftig zu sein und Misserfolge und Niederlagen aushalten zu können.

Manche starken Menschen fühlen sich irgendwann chronisch überlastet, sind sich aber nicht im Klaren darüber, was in ihrem Leben schief läuft. Sie glauben, gar keine Zeit zu haben, über ihre Situation zu reflektieren. Ihren enormen Arbeitseinsatz betrachten sie als normalen Preis für ihre Karriere oder ihre Beziehungen. Ihr pausenloses Abrackern bestätigt sie in ihrer Ansicht, dass sie gar nichts ändern können. Bleiben Erholung und Ausgleich immer öfter auf der Strecke, geht schließlich das Gespür für den eigenen Körper verloren. Die Beziehungen zu Partnern, Familie, Freunden leiden oder zerbrechen. Die Selbstwahrnehmung ist reduziert auf das vage Gefühl, dass es mehr geben sollte im Leben, als nur zu arbeiten und Verpflichtungen nachzukommen.

Wenn Sie das eine oder andere bei sich wiedererkennen,

gehören Sie wahrscheinlich zu den leistungsbereiten Menschen, die gefährdet sind, sich an immer höheren Zielen und Erwartungen zu messen. Dabei geht es keineswegs nur um berufliche Belastung. Beanspruchung im Privaten durch familiäre Konflikte, die Unterstützung von Kindern und Eltern oder der Anspruch, auch gesellschaftliche Aufgaben bestmöglich zu erfüllen, können genauso dazu führen, dass man sich überstrapaziert. Viele dieser Anforderungen werden heute nicht anstelle des Berufs, sondern zusätzlich zum Beruf erfüllt. Typisch ist eine Kombination aus chronischer und akuter Belastung. Wir laufen eine ganze Weile auf so hohem Niveau, dass wir nicht mehr spüren, wie sehr Erholung nötig wäre. Dann kommt noch eine unvorhergesehene zusätzliche Erschwernis: Zwei Kollegen fallen gleichzeitig aus, die Tagesmutter wird krank oder der Vater erleidet einen Schlaganfall. Spätestens jetzt müsste die Reißleine gezogen werden, aber man strampelt so im Hamsterrad, dass man gar nicht mehr auf die Idee kommt. Gerade Menschen, die in ihrem beruflichen und privaten Leben viel Einsatz bringen, verlernen es, die eigenen Gefühle, Schwächen und auch Ängste wahrzunehmen. Lassen sie sich nicht ausblenden oder unterdrücken, reagieren die Betreffenden nicht selten hilflos, da sie ja glauben, keine Zeit und Aufmerksamkeit dafür aufbringen zu können. Sie spüren zwar, dass etwas nicht stimmt, doch sie können es weder beschreiben noch analysieren, geschweige denn wichtig nehmen. Folglich werden die entsprechenden Anzeichen nicht mehr wahrgenommen oder missdeutet: Ein Teufelskreis ist in Gang gesetzt.

5.2 Sieben effiziente Strategien aus der Überforderungsfalle

Gehören Sie zu den starken und einsatzbereiten Menschen, die dazu neigen, sich zu verausgaben? Dann können Sie die Aspekte von Resilienz neu verstehen und anwenden lernen, damit Sie selbst mit Ihren Stärken und Fähigkeiten, mit Ihren Schwächen und blinden Flecken nicht auf der Strecke bleiben. Dies ist natürlich einfacher und wirksamer zu erreichen, solange Sie noch präventiv handeln und nicht schon durch permanente Überforderung Ihre Selbststeuerungskompetenzen verloren haben. Überlastung und Stress schränken nämlich die Wahrnehmung und das Denken ein – ein Mechanismus, der uns in akuten Gefahrensituationen das Leben rettet. Als Dauerzustand kann er uns aber die Gesundheit und sogar das Leben kosten. Leistungsstarke belastbare Menschen verfügen grundsätzlich über die Strategien der Stehauf-Menschen. Sie nutzen aber in der Regel zumindest einige davon einseitig, oder sie missverstehen, wie diese Aspekte sie selbst stärken können. Deshalb laufen sie Gefahr, dass sie aus der Balance kommen, dass ihr eigenes Resilienzprofil über längere Zeit ins Ungleichgewicht gerät.

Strategie Nr. 1: Optimismus – Zuversicht und Hoffnung trotz Schwierigkeiten und Krisen

Sandra ist die Beziehung zu ihren beiden Töchtern besonders wichtig, in ihre Erziehung investiert sie viel Zeit und Kraft. Selbst an Tagen, an denen sie als Lehrerin bis in den Nachmittag in der Schule ist, gibt sie sich viel Mühe, eine gesunde und ansprechende Mahlzeit auf den Tisch zu bringen und gemeinsam in Ruhe zu essen. Ihr Lebensgefährte Enno kann flexibler über seine Zeit verfügen als sie, beteiligt sich aber wenig an den Hausarbeiten. Er kümmert sich jedoch zuverlässig um seine Kinder, bringt sie zu einem Termin oder holt sie ab. Allerdings geht er nicht so mit ihnen um, wie Sandra es gut fände. Enno geht nicht so sehr auf ihre Stimmungen ein und versucht nicht zu ergründen, was sie beschäftigt. Eher bindet er sie in seinen eigenen Tagesablauf ein, lässt sie zuschauen, wenn er zu Theaterproben muss. Zu den wöchentlichen Besuchen bei ihren Eltern kommt Sandra nie mit leeren Händen. Sie versucht, sie mit kleinen Geschenken aufzuheitern, und findet fast immer Kleinigkeiten, die sie für sie erledigen kann, während sie zu Besuch ist. Ihren Schülern gegenüber verhält sich Sandra positiv und freundlich. Sie nimmt sie in ihren Eigenheiten wahr und freut sich, wenn sie sich motivieren lassen.

Sandra bewältigt ihren nicht gerade leichten Alltag meistens mit so viel positiver Ausstrahlung, dass alle sie für eine geborene Optimistin halten. Sie selbst hält sich auch dafür. Da sie aber selber immer am Drücker ist, kostet sie das unverhältnismäßig viel Kraft, besonders wenn wenig zurückkommt, wie es aus ihrer Sicht bei Enno und bei ihren Eltern ist. Sandras Optimismus nährt sich fast ausschließlich aus der Vorstellung, dass sie etwas bewegen kann, dass ihre Kräfte nie versiegen und dass sie stark genug ist, das alles zu schaffen. Das ist grundsätzlich eine starke Quelle. Das Problem liegt in der Ausschließlichkeit. Denn Sandra empfindet häufiger, dass sie eigentlich müde und erschöpft ist. Sie spürt, wie es dann immer schwerer wird, Zuversicht auszustrahlen. Wenn sie ihr sonniges Gemüt auf Dauer behalten und schützen will, wäre es gut, wenn sie sich noch andere Quellen erschließt, die diesen Optimismus stützen. Dafür könnte sie die Zuversicht gewinnen, dass sie als Tochter nicht weniger geschätzt wird, wenn sie sich nicht ständig nützlich macht. Die regelmäßigen Besuche bei ihren Eltern könnte sie dann ab und zu auch einmal als Atempause zwischen Beruf und Familie für sich nutzen. Sie könnte darauf vertrauen, dass ihre Töchter nichts an Zuwendung entbehren würden, wenn sie sich während ihrer gemeinsamen Zeit daran beteiligen, das Essen vorzubereiten oder danach die Küche aufzuräumen. Und dass es ihnen an nichts mangeln würde, wenn sie ihre Schulbrote für den nächsten Tag selber vorbereiten. Was ihren Mann betrifft, so könnte sie darauf vertrauen, dass er seine Elternrolle anders ausfüllt als sie und dass die Mädchen sicher ohne Schaden in der Lage sind, mit beiden Umgangsweisen zurechtzukommen.

Ohne Zuversicht und Hoffnung gerade in schwierigen und aussichtslos erscheinenden Lebenslagen könnten wir gar keine Kraft zum Handeln aufbringen. Es ist jedoch keineswegs so, dass resiliente Menschen weder Angst noch Sorgen kennen und niemals den Kopf hängen lassen. Diese optimistische Weltsicht – nicht dass alles nicht so schlimm ist, sondern dass es immer Hoffnung auf Veränderung und Besserung gibt – gewinnen Menschen aus unterschiedlichen Quellen. Ein weiteres Merkmal optimistischer Menschen ist ein gutes Selbstwertgefühl. Sie trauen sich etwas zu und sind überzeugt von ihrem Wert als Person, unabhängig davon, was ihnen widerfährt oder wie andere sie sehen.

Zu glauben, immer volle Kraft voraus auf der Siegerstraße sein zu müssen, zeugt dagegen keineswegs von Optimismus, es hemmt ihn sogar. In Kräfte raubenden Lebenslagen brillante Höchstleistungen oder triumphierendes Gewinnergebaren zu erwarten ist gleichzeitig wirklichkeitsfern und erbarmungslos; solche Situationen wollen manchmal einfach überstanden sein.

Strategie Nr. 2: Akzeptanz – Schwächen, Begrenzungen und Misserfolge anerkennen und integrieren

Paul und sein Bruder Ferdinand haben zusammen mit ihrer Kollegin Anja eine Praxis für Physiotherapie gegründet. Kosten und Gewinne wollen sie teilen, sie gehen davon aus, dass jeder sich nach Kräften einbringt. Die Gemeinschaftspraxis ermöglicht ihnen einerseits, sich auf bestimmte Verfahren zu spezialisieren und den Patienten dennoch eine breite Behandlungspalette anzubieten. Andererseits versprechen sie sich von ihrer Zusammenarbeit gegenseitige Unterstützung und Entlastung und größere

Freiheiten bezüglich der Arbeitszeiten. Paul und Ferdinand sind damit einverstanden, dass Anja an drei Nachmittagen frei hat. Dafür übernimmt sie verschiedene Abenddienste, weil dann ihr Mann die Tochter versorgt. Nach einiger Zeit hat Paul es sich so eingerichtet, dass er an den beiden anderen Nachmittagen wegbleibt. Ferdinand wird durch seine durchgängige Anwesenheit die Konstante in dem Trio und von Mitarbeitern wie von Kunden als der Chef wahrgenommen. In seinen Augen hat Paul anders als Anja keinen triftigen Grund in der Praxis kürzerzutreten. »Es reicht, dass deine Frau überspannt ist. Sie braucht für ihre ausgiebigen Mußestunden ja wohl nicht noch einen Babysitter«, sagt er einmal im Zorn. Pauls Vorschlag, Ferdinand könne ja ebenfalls weniger arbeiten, dann wäre wieder ein Gleichgewicht hergestellt, will dieser nicht gelten lassen. Er will seine Vision einer vorbildlichen Praxis auf höchstem Niveau verwirklichen und erwartet besonders von Paul vollen Einsatz. Der arbeitet zwar gerne als Physiotherapeut, will sich aber weder mit Fragen von Marketing oder Betriebswirtschaft befassen noch auf eine geregelte Freizeit verzichten. Immer häufiger gibt es darüber erbitterten Streit oder trotziges Schweigen. Anja fühlt sich zwischen den Fronten immer ungemütlicher und kommt an manchen Tagen nur noch mit Magenschmerzen zur Arbeit. Ihre vorsichtigen Beschwichtigungsversuche bewirken nur, dass sie noch mehr in die Auseinandersetzung hineingezogen wird. Sie fürchtet um ihr Arrangement, falls Ferdinand sich durchsetzt. Anja spielt mit dem Gedanken, sich durch eine Schwangerschaft für einige Zeit aus der Schusslinie zu bringen. Die Streitigkeiten eskalieren so, dass die gespannte Atmosphäre sich auch vor den Patienten nicht länger verbergen lässt. Ferdinand arbeitet immer verbissener, will aber nicht wahrhaben, dass sein immenser Arbeitseinsatz in Verbindung mit dem täglichen Ärger seine Gesundheit angreift. Auch Paul geht es schlecht. Er verhält sich immer defensiver, und sein Bestreben, Ferdinand aus dem Weg zu gehen, verleidet ihm die Arbeit.

Einem guten Freund verdanken sie schließlich die Wende. »Ihr habt euch sehr zu euren Ungunsten verändert«, konfrontiert er sie. »Wenn ihr so weitermacht, macht ihr euch beide kaputt, und die Praxis geht vor die Hunde.« Er rät ihnen zu einer Mediation, um aus der verfahrenen Situation wieder herauszufinden. Die Not gibt schließlich auch Ferdinand den letzten Schubs, sich darauf einzulassen. In der Mediation haben sie die Möglichkeit, sich über ihre unterschiedlichen Bedürfnisse und Interessen klar zu werden. Ferdinand fällt es besonders schwer, sich und den anderen einzugestehen, dass ihr Projekt gescheitert ist. Er ist es gewohnt durchzuziehen, was er einmal angefangen hat, und niemals aufzugeben. Schweren Herzens muss er akzeptieren, dass ihr Konstrukt in dieser Form ein Fehlschlag ist. Und er muss sich selbst akzeptieren als Beteiligter an diesem Misserfolg. Für Anja geht es darum einzugestehen, dass es ihr nicht gelungen ist, ihre Vorstellungen von Engagement und Zuverlässigkeit mit ihren Zeit- und Energieressourcen in Einklang zu bringen. Sie hat zu akzeptieren, dass sie die Erwartungen, die sie geweckt hat, nicht erfüllen kann. Paul muss mit sich darüber ins Reine kommen, dass er mit einer Praxisgründung und der Freiberuflichkeit seine Leiter an die falsche Mauer gelehnt hat. Seine wahren Ziele sind ganz andere, er möchte sich beruflich ausschließlich mit fachlichen Dingen befassen und legt großen Wert auf eine geregelte und großzügige Freizeit. Diese Akzeptanzarbeit schafft die Voraussetzung dafür, dass die drei ihre unterschiedlichen Bedürfnisse unter einen Hut bringen, statt sie zu bekämpfen. Sie einigen sich darauf, dass Ferdinand die Praxis übernimmt und in seinem Sinne aufbaut und führt. Paul und Anja stellt er als Physiotherapeuten ein. Und er sucht noch eine Mitarbeiterin, die ihn in Sachen Werbung und Organisation unterstützt.

Ihr hoher Energielevel ermöglicht starken Menschen, an vielen Fronten gleichzeitig zu kämpfen. Unerwartete oder ungewünschte Situationen packen sie eher resolut an, als dass sie mit Geduld zu ertragen und anzunehmen lernen, was sich nicht ändern lässt. Würden sie sich bei den entsprechenden Gelegenheiten ihre Machtlosigkeit eingestehen, käme ihr auf Stärke gegründetes Selbstbild ins Wanken. Überschätzen Sie auch manchmal Ihren Einfluss und Ihre Kräfte? Es entlastet Sie und verschafft Ihnen Luft, wenn es Ihnen hier und da gelingt, äußere Gegebenheiten, Menschen in Ihrem Umfeld, aber auch sich selbst so zu lassen, wie sie sind. Akzeptanz bedeutet keineswegs Resignation oder Phlegma. Akzeptanz bedeutet, die Realitäten anzuerkennen und sich dann zu fragen: »Wo lenke ich meine Kräfte hin?« Es liegt an Ihnen, ob Sie Ihre Energiereserven im Kampf gegen das nicht Beeinflussbare vergeuden oder für die Gestaltung des Machbaren zusammenhalten.

Starke Menschen wirken häufig selbstbewusst und zielstrebig. Daher registrieren die Menschen in ihrer Umgebung mit Erstaunen, dass gerade sie es häufig nicht schaffen sich klar gegen ausgesprochene und unausgesprochene Erwartungen und Forderungen zu entscheiden. Wenn sie Ja sagen, wo sie eigentlich Nein meinen, tun sie dies oft, weil sie mögliche Konsequenzen vermeiden wollen. Sie wollen nicht, dass die Kollegin beleidigt ist. Der Chef soll nicht denken, sie seien nicht belastbar. Lieber bessern sie selbst nach oder machen Überstunden. Es ist verständlich: Die meisten Menschen wollen gemocht werden, als unersetzlich gelten, keinen brüskieren, sich nichts vorwerfen lassen. Aber es ist ein zweischneidiges Verhaltensmuster: Es geht einher damit, die Grenze der eigenen Kraft immer wieder zu überschreiten. Haben Sie sich dieses Verhaltensmuster zu eigen gemacht, dann brauchen Sie die Einsicht und die Akzeptanz, dass Sie es niemals allen werden recht machen können, wie sehr Sie sich auch anstrengen.

Akzeptanz gewinnt nur, wer loslassen kann. Dabei liegt der Fokus weniger darauf, was zu tun ist, als darauf, was gelassen werden kann und damit zu Gelassenheit führt. Leistungsorientierte Menschen sind immer am Drücker. Akzeptanz ist für viele von ihnen ein fremder Kontinent: Sie wissen, dass er existiert, es zieht sie aber wenig dahin, und sie haben keine Vorstellung, was sie dort sollen. Ihre Aufmerksamkeit richtet sich darauf, wie sie die von ihnen selbst und von anderen auferlegten Aufgaben und Verpflichtungen, aber auch verlockende Herausforderungen noch besser und effizienter bestehen können. Die Frage, was davon sie sein lassen könnten, wehren sie vehement ab, weil sie ihr ganzes Konstrukt ins Wanken bringt. Doch wenn wir das, was uns nicht oder nicht mehr guttut, nicht loslassen, wird es zur Dauerbelastung. Unsere Lebensenergien versiegen, wenn wir uns nicht verabschieden von inneren Werten und Überzeugungen, die nicht mehr stimmig sind, wenn wir überfällige Beziehungen zu Menschen und Dingen nicht beenden.

Beenden können ist eine wichtige Kompetenz, um das eigene Leben selbstverantwortlich zu gestalten. Es ist nicht leicht, sich erst einmal einzugestehen, dass man sich falsch entschieden oder etwas falsch eingeschätzt hat. Scheitern ist schmerzlich. Wenn eine Hoffnung zerbricht oder ein Lebenskonzept sich in Luft auflöst, geht das mit Ängsten, Trauer und oft auch Zorn einher. Deshalb klammern wir uns häufig an einmal gefasste Ziele und Vorgehensweisen, obwohl sie längst aussichtslos geworden sind und nur noch Kraft kosten oder Verluste einfahren. Rechtzeitig aufhören, ein misslungenes, verlustreiches oder nicht realisierbares Vorhaben – wenn auch schweren Herzens – aufgeben, das erfordert gerade von starken Menschen eine stille Größe. Eingeständnisse wie »Ich kann nicht mehr«, »Ich habe mich geirrt«, »Ich habe aufs falsche Pferd gesetzt« oder »Dafür bin ich jetzt zu alt« kommen den meisten von ihnen nur schwer über die Lippen.[31]

Niederlagen und Scheitern zu akzeptieren fällt Starken besonders schwer. Schließlich sind viele von ihnen ein Leben lang darin geübt, nicht aufzugeben. Doch genau das ist in ihrer Situation eine wichtige Fähigkeit für Resilienz. »Stärke bedeutet nur zu einem Teil durchhalten, sich nicht unterkriegen lassen. Stärke bedeutet auch: loslassen, aufgeben, scheitern können.«[32] Doch manchmal beweist sich Stärke gerade darin, bedeutsame Ziele und Vorhaben aufzugeben. Haben Sie schon einmal die Erfahrung gemacht, dass Sie sich immer noch mehr aufladen oder aufladen lassen, obwohl Sie schon erschöpft sind und keine Freude mehr an Ihrem Tun haben? Nehmen Sie lieber Ihre Überlastung in Kauf, als einen einschneidenden Kurswechsel vorzunehmen? Akzeptieren zu lernen, dass sich nicht alle wohlüberlegten Pläne verwirklichen lassen, und damit fertig zu werden, dass Lebensträume nicht in Erfüllung gehen, obwohl ich mich sehr dafür angestrengt habe, ist für Resilienz mehr wert als das verbissene Kämpfen um jeden Preis.

Strategie Nr. 3: Lösungsorientierung – Spielraum für innovative und individuelle Lösungen vergrößern

Ricarda arbeitet seit nahezu zwanzig Jahren als Pflegedienstleiterin in einer Senioreneinrichtung. Im Zuge von Umstrukturierungen ihres Trägers übernimmt sie für einige Zeit zusätzlich die Leitung der Kurzzeitpflege. Was als kurzfristige Übergangsmaßnahme gedacht ist, wird zum Dauerzustand, Ricarda pendelt zwischen zwei Dienststellen hin und her. Es scheint immer dort zu brennen, wo sie gerade nicht ist. An beiden Orten klagen die Pflegekräfte, sie sei nie greifbar, wenn sie gebraucht werde. Um die Mitarbeiterinnen zufriedenzustellen, startet Ricarda in beiden Häusern an ihren Anwesenheitstagen die morgendliche Dienstbesprechung mit einer Runde, in der alle aktuellen Probleme und Fragen geäußert werden können. In der Kurzzeitpflege vergeht bald die gesamte Besprechungszeit damit, dass die Beteiligten alle kleinen und großen Probleme, die sie haben, in die Manege werfen und warten, dass Ricarda ihnen eine Lösung vorschlägt. Manchmal kann sie nicht fassen, welche Kinkerlitzchen viele Kollegen zum Problem erklären. Für Ricarda liegt die Lösung ganz oft auf der Hand, was sie auch ihrer langen Erfahrung zuschreibt. Sie überträgt das, was sich bei den Teams im Altenheim bewährt, kurzerhand auf die Kurzzeitpflege. Diese unterliegt aber anderen Bedingungen, die Mitarbeiter haben andere Geschichten und Erfahrungen und sind einen anderen Führungsstil gewohnt. So kommt sie ihrem Ziel, dass die Mitarbeiter zumindest ähnlich gelagerte Probleme selbst lösen, nicht näher. Das Gegenteil scheint der Fall zu sein: Die meisten beschränken ihre Beteiligung darauf, alle möglichen Einwände gegen Ricardas Vorschläge zu erheben. Ricarda fühlt sich allmählich ausgelaugt und ausgepowert. Gleichzeitig fühlt sie sich in ihrer Führungsrolle verantwortlich dafür, die Probleme ihrer Mitarbeiter zu lösen.

Für ihre eigene Entlastung, aber auch für die Entwicklung der Problemlösefähigkeiten der Mitarbeiter wäre es effektiver, wenn Ricarda sich mit schnellen Vorschlägen zurückhalten könnte. Denn nur wer eine Situation als Problem empfindet, kann auch darauf kommen und beurteilen, welche Lösungen geeignet sind, es zu verkleinern oder verschwinden zu lassen. Wer wie Ricarda von sich verlangt, ständig und sofort eine Lösung parat zu haben, kann nicht kreativ sein, sondern spult eilig immer die gleichen Lösungsmuster im gewohnten Rahmen ab. Was an einer Stelle und für bestimmte Personen funktioniert, muss aber nicht das Nonplusultra in anderen Situationen oder für andere Menschen sein. Neue Einfälle und passgenaue Lösungen kommen nur zustande, wenn wir uns Zeit lassen und unserem Unterbewusstsein die Chance geben mitzuwirken. Unter seelischem Druck und Stress hingegen folgen wir auch noch dann eingefahrenen Wegen und automatisierten Mustern, wenn sie nicht oder nicht mehr zum Ziel führen.

Sich mental in Richtung Lösungen zu orientieren bedeutet also nicht, sofort und am laufenden Band Lösungen zu produzieren. Schnelle Patentlösungen vernachlässigen häufig einige Aspekte der Sachlage oder werden der Besonderheit einer komplexen Situation nicht gerecht. Es ist kein Zufall, dass prompt geäußerte Lösungsansätze häufig zunächst abgelehnt oder verworfen werden – ungeachtet ihrer inhaltlichen Qualität. Sich auf Lösungen zu fokussieren bedeutet, zuerst die Kriterien zu erkennen und zu benennen, was diese Lösungen im Einzelfall erfüllen und sicherstellen sollen. Damit ist die Suchrichtung definiert. Wenn erst einmal klar ist, worauf es jeweils am Ende ankommt, kann man Kopf und Herz auch für ungewohnte Ideen öffnen, sie auf sich wirken lassen und sich schließlich für die im Augenblick stimmigste entscheiden.

Starke und tatkräftige Menschen haben zwar oft den Eindruck, dass dieser Resilienzaspekt bei ihnen sehr stark ausgeprägt ist, weil sie tagtäglich Lösungen hervorbringen, für sich und für andere. Stehen Starke aber so unter Druck, dass sie ihre Automatismen abspulen, sind ihre Lösungsansätze bei allem Improvisationsvermögen meist nicht besonders innovativ. Auch wenn es um Lösungen für ihre eigenen Lebenssituationen geht, greifen sie in der

Regel zu Kombinationen aus gewohnten Ansätzen. Wirklich Neues auszudenken und ganz andere Wege zu wagen als die gewohnten birgt immer das Risiko des Misserfolgs, der gerade für Starke nicht zu ihrem Selbstbild passt. Viele wollen mit der Illusion »Mir passiert das nicht« Misserfolge und Versagen um jeden Preis ausschließen. Doch damit engen sie ihren Spielraum für Entwicklung und Fortschritt bis zum Stillstand ein. Viele Entdecker, Erfinder und große Geister haben immer wieder Niederlagen einstecken und Rückschläge hinnehmen müssen, bis sie der Welt eine neue Errungenschaft oder Erkenntnis präsentieren konnten. Ohne diese Rückschläge hätten sie das Neue aber gar nicht entwickeln können. Scheitern ist eine elementare Lebenserfahrung, in der sich substanziell neue Lösungsansätze verbergen, wenn sie entsprechend verarbeitet wird. Nur wer lösungsorientiert damit umgehen kann, ein Vorhaben oder einen Wunsch aufgeben zu müssen, erkennt den Gewinn, der im Scheitern liegt.

Jede Bewegung in eine andere Richtung bringt Perspektiven und Alternativen mit sich, die sich ansonsten nicht erschlossen hätten. Jeder einzelne Schritt, jede kleine Veränderung bringt mich zu einem neuen Ausgangspunkt. Dafür ist die Bereitschaft notwendig, sich auf solche Schritte einzulassen, ohne schon genau zu wissen, wohin sie einen am Ende führen werden. Meist lässt sich nämlich erst im Rückblick nachvollziehen, welcher Beitrag zu einer am Ende als optimal bewerteten Lösung in einzelnen Maßnahmen und Aktionen gesteckt hat. Rückschläge und Misserfolge erscheinen so in einem neuen Licht: Ich habe etwas getan. Ich habe eine Erfahrung gemacht. Ich weiß jetzt mehr, auch darüber, was nicht funktioniert. Gerade leistungsstarken Menschen fällt es schwer, solche Umwege nicht nur in Kauf zu nehmen, sondern sie zu schätzen und zu würdigen. Sie sind es gewohnt, zügig und pragmatisch Ziele anzupeilen und schnell zu erreichen.

Vielleicht haben Sie wie viele Leistungsträger verinnerlicht, dass Sie bessere Ergebnisse erzielen, wenn Sie nur schneller und härter arbeiten. In Wahrheit aber führen permanent überzogene Forderungen nur zu immer mehr Druck und immer weniger Zeit. Die Schraube dreht sich zu: Irgendwann ackern Sie wie verrückt und erreichen immer weniger. Mit steigendem Einsatz und wachsendem Stress werden Menschen nämlich zwar zunächst produktiver – jedoch nur bis zu einem Scheitelpunkt, dem Leistungsoptimum. Ein Mehr an Aufwand und Anstrengung bewirkt nichts mehr; doch nicht nur, dass die Leistung stagniert, sie fällt sogar ab. Schlimmstenfalls entsteht so ein Burn-out-Syndrom.[33]

Es geht nicht darum, Dienst nach Vorschrift zu propagieren oder Bequemlichkeit und Antriebslosigkeit das Wort zu reden. Davon sind die starken und stark belasteten Menschen ohnehin weit entfernt, sonst wären sie ja nicht so belastet. Es geht um effizientes Arbeiten und gesundes Engagement. Es kommt nicht auf die größtmögliche Anstrengung an, sondern auf die Effizienz der Mittel. Lösungsorientierung heißt, auch im Hinblick auf die Methoden flexibel und innovativ zu sein. Es gilt immer wieder zu überprüfen, ob Aufwand und Einsatz der Mittel angemessen und zielführend sind, und dies gegebenenfalls zu korrigieren. Was lange richtig war, kann in der Krise falsch sein, auch wenn alle anderen es tun. Wer in Ruhe auch die Auswirkungen mit bedenkt, die bestimmte Entscheidungen nach sich ziehen, wenn die Krise überwunden ist, schützt sich vor Kurzschlusshandlungen, die langfristig Nachteile mit sich bringen oder weitere Probleme verursachen.

Strategie Nr. 4: Die Opferfallen erkennen und für sich selbst Verantwortung übernehmen

Christine ist in der Personalabteilung ihres Konzerns für die innerbetriebliche Aus- und Fortbildung zuständig. Sie ist sehr engagiert und zuverlässig. Besonders am Herzen liegen ihr die Auszubildenden aus den verschiedenen Berufsgruppen. Deren Werdegang begleitet sie sehr aufmerksam und einfühlsam. Wenn sie im Laufe der Ausbildung verschiedene Abteilungen durchlaufen, achtet Christine sehr darauf, dass sie beim Wechsel einen guten Start haben und gut aufgenommen werden. Das Ausbildungskonzept hat sie mehrfach überarbeitet und dabei immer wieder optimiert. Alles spricht dafür, dass Christine nach der Pensionierung ihrer kränkelnden Chefin Frau Kaufmann deren Nachfolge antritt. Diese Aussicht verstärkt noch ihre grundsätzliche Bereitschaft, viele Aufgaben von Frau Kaufmann jetzt schon zusätzlich zu übernehmen, ohne dass sie bei ihren eigenen Aufgaben entlastet würde. Die damit verbundenen häufigen Überstunden und die nur schwer überschaubare Aufgabenfülle lösen bei Christine jedoch auf Dauer Gereiztheit und Erschöpfung aus. Immer häufiger kann sie sich abends zu nichts mehr aufraffen, als vorm Fernseher einzuschlafen und sich irgendwann ins Bett zu schleppen. Doch sie fühlt sich Frau Kaufmann verpflichtet und will gleichzeitig unter Beweis stellen, dass sie auch dieser Position gewachsen ist. Christine geht davon aus, dass dieses Konstrukt, das ihre Überlastung auslöst, vorübergehend ist; sie betrachtet es als Preis für die anstehende Beförderung. Bis dahin redet sie sich ein, durchhalten zu können. Schließlich muss der Laden ja laufen. Ihr ist klar, wenn sie erst einmal offiziell das Sagen hat, wird sie die Arbeit für alle effizienter organisieren, sie hat da schon einige Ideen.

Als der Zeitpunkt von Frau Kaufmanns Pensionierung gekommen ist, bittet der Abteilungsleiter Christine, die kommissarische Leitung zu übernehmen, bis alle Formalien für die Neubesetzung geregelt seien. Christine sieht sich in ihrer Erwartung bestätigt. »Auf ein paar Wochen kommt es jetzt auch nicht mehr an, die kriege ich auch noch gewuppt«, sagt sie sich. »So kurz vorm Ziel werde ich schon nicht schlapp machen.« Als der Personalleiter sie nach einigen Monaten zu einem Termin in sein Büro bittet, erwartet sie endlich die offizielle Bestätigung ihrer Beförderung inklusive Gehaltserhöhung. Doch der Personalleiter teilt ihr freundlich mit, dass man die Position mit Herrn Nannen besetzen werde. Er schätze sie und ihre Arbeit, und deshalb biete er ihr eine Aufstiegschance in der Fertigungsabteilung an. Die Leitung dort habe mehrfach in kurzen Abständen gewechselt. Daher sei ihr Talent für Teambildung und Mitarbeiterentwicklung dort gefragt, während beides in ihrer jetzigen Abteilung ja bereits gut ausgeprägt sei. Dieser Erwartungsbruch bringt Christine aus der Fassung. »Ausgerechnet der Nannen, der die Arbeit nicht erfunden hat!«, schießt ihr durch den Kopf. »Erst seit einem halben Jahr da, aber schon eine große Klappe in den Besprechungen. Immer schön darauf geachtet, keine Überstunden vor sich her zu schieben, und anscheinend hinter meinem Rücken mit dem Abteilungsleiter gekungelt. Und jetzt fährt er die Ernte meiner Arbeit ein, übernimmt ein gut harmonierendes und effizient arbeitendes Team und ein ausgereiftes Konzept.« Christine versucht sich nicht anmerken zu lassen, dass sie den Tränen nahe ist. Als junge Führungskraft in einer Abteilung starten zu müssen, in der sie weder die Mitarbeiter kennt noch in der Thematik zu Hause ist, ist also der Dank dafür, dass sie sich monatelang, jahrelang ein Bein ausgerissen hat, damit ihr Team auch unter den defizitären Bedingungen funktionieren konnte.

All das muss ihr Mann sich immer wieder anhören, denn nur zu Hause macht Christine ihrem Ärger und ihrer Empörung Luft, dass man sie so schamlos ausgenutzt hat. Schließlich platzt ihm der Kragen: »Ich kann's nicht mehr hören! Du bist selbst nicht ganz schuldlos daran. Du hast doch die ganzen Überstunden gemacht, ohne zu klären, wie du dafür entlohnt wirst! Und du hast geglaubt, du könntest das alles alleine schaffen! Für jeden Auszubildenden hättest du dich mehr eingesetzt als für dich selbst! Bevor du dich über alle anderen aufregst, sieh lieber zu, was du für dich jetzt willst.«

An seiner Wahrnehmung und seiner Sichtweise ist etwas dran, das sieht nach einer Weile sogar Christine schweren Herzens ein. Durch ihren unverhältnismäßigen Einsatz hat sie sich selbst zum Opfer gemacht. Stillschweigend ist sie davon ausgegangen, dass sie dafür in

Form der gewünschten Beförderung entschädigt wird. Doch sie hat nicht vorher geklärt, ob ihre Vorannahmen sich mit den Absichten der übergeordneten Hierarchieebenen decken. Wenn man sich verschleißt und keine Grenzen kennt, dann trägt man als erwachsener Mensch dafür selbst die Verantwortung. Das ist die bittere Erkenntnis, die Christine aus dem Ganzen gewinnt. Ihren Auszubildenden wird sie nicht müde einzutrichtern, dass es keine Schande ist, etwas nicht zu können oder zuzugeben, dass man überfordert ist. »Ihr seid aber dafür verantwortlich, wie ihr damit umgeht. Nur wenn ihr deutlich sagt, was los ist, kann man euch helfen, einen gangbaren Weg zu finden.« Für Christine selber scheint diese Maxime aber nicht so ohne Weiteres zu gelten. Trotz dauerhafter Überlastung versäumt sie es, beizeiten Nein oder Stopp zu sagen. Sie ist die ganze Zeit geschäftig und aktiv, was auf den ersten Blick nicht unbedingt die Opferrolle nahelegt. Dennoch gibt sie in ihrer eigenen Sache das Ruder aus der Hand. Sie wartet darauf, dass andere an ihrer Stelle die Grenze ziehen und für sie die Entscheidung treffen, was sie sich zumuten kann. Doch niemand sagt: »Ich sehe doch, wie Sie sich hier aufreiben. Ich übernehme das für Sie.« Und wenn es so wäre, würde Christine wahrscheinlich sogar abwinken und es für unmöglich halten, dass jemand sie tatsächlich spürbar entlasten kann.

Egal ob in Führungsverantwortung oder in der Elternrolle, Menschen wie Christine versäumen es, zu investieren und andere beizeiten so anzuleiten, dass sie tatsächlich spürbar entlastet werden können. Sie brüten nächtelang alleine über dem Projektantrag, statt ihre Mitarbeiter einzubeziehen und so weit einzuarbeiten, dass sie zumindest Teile davon selber formulieren können. Statt ihren Kindern nach und nach beizubringen, wie man Salatsoße macht, Kartoffeln schält oder das Bad putzt, glauben sie, alles selbst machen zu müssen, weil es schneller und ordentlicher geht.

Sich in der Verantwortung sehen und die Dinge in die Hand nehmen – das ist leistungsstarken und einsatzfreudigen Menschen nämlich so vertraut, dass sie nicht selten dabei übers Ziel hinausschießen. Sie vergessen, dass sie zuallererst die Verantwortung für sich selbst haben. Sie lässt sich nicht einfach an andere delegieren.

Es geht nicht darum, sich teilnahmslos und gleichgültig zurückzulehnen und Menschen, die unserer Unterstützung und Hilfe bedürfen, im Stich zu lassen. Doch Mitgefühl und Fürsorge für andere dürfen nicht zur Selbstaufopferung führen. Mit Selbstaufopferung geht einher, dass wir uns von uns selbst entfremden und keine Verantwortung für uns selbst übernehmen. Alle Veränderung, die Sie für andere und bei anderen wünschen und erwarten, beginnt bei Ihnen selbst. Bevor Sie sich um andere kümmern, ist es wichtig, sich selbst ausreichend zu versorgen. Nur aus einem stabilen Gleichgewicht heraus können Sie verantwortlich nach außen in Aktion treten, um sich anderen zuzuwenden. Sozial hoch engagierte Menschen lassen diese Voraussetzung häufig außer Acht, ihre Aufmerksamkeit richtet sich zuerst und vor allem darauf, die Bedürftigkeit der anderen zu beheben. Überforderungssignale, die Körper und Seele aussenden, nehmen sie nicht wahr oder übergehen sie. Während sie einfach weitermachen, kommt ihnen ihre selbstverantwortliche Handlungsfähigkeit abhanden – und damit werden sie zum Opfer ihrer eigenen Ansprüche.

Eine Kehrseite dieser Opferhaltung sind Schuldgefühle. Natürlich können wir schuldig werden, wenn wir moralisch falsch handeln oder wenn durch unser Tun jemand ernsthaft zu Schaden kommt. Wer wirklich gegen moralische Grundsätze verstoßen hat, sollte versuchen, daraus eine Lehre zu ziehen und diese Fehler aus der Welt zu schaffen. Doch nicht wenige Menschen quälen sich mit unbegründeten oder unangemessenen Schuldgefühlen, weil sie das Gefühl haben, ihr Leben nicht hundertprozentig auf die Reihe zu bekommen, ihren eigenen (überzogenen) Erwartungen und/oder denen anderer nicht zu entsprechen. Manchmal sind diese Schuldgefühle nur ganz subtil wahrnehmbar, irgendwie fühlen wir uns nicht in Ordnung, und das nagt an unserem Selbstwertgefühl. Das Gewissen kann eine Kraftquelle sein, die es ermöglicht, zu erkennen und zu bewerten, was gut und richtig ist, und auch danach zu handeln. Es stärkt das Selbstwertgefühl und den Charakter, sich verbindlich an Werten zu orientieren. Das alltagssprachliche »schlechte Gewissen« ist dagegen eine unreife Reaktion, die sich genau diese Stellungnahme und erwachsene Positionierung ersparen will. Fragen Sie sich, ob Sie selbst es wirklich in Ihrem tiefsten Innern so falsch finden, was Sie tun, oder ob das nur die Meinung Ihrer Eltern, Ihres Partners, Ihrer Kollegen oder der Medien ist. Wenn Sie nicht gegen Ihre wichtigsten Werte verstoßen haben, verabschieden Sie sich getrost von Ihren Gewissensbissen. »Für unser Denken sind wir verantwortlich, nicht aber für das, was andere über uns denken«, sagt Ernst Ferstl.[34]

Starke Menschen haben oft Probleme in der deutlichen Aussprache des Wortes Nein. Möglicherweise befürchten sie, andere damit vor den Kopf zu stoßen, möglicherweise registrieren sie ihre eigenen Belastungsgrenzen nicht. Auf jeden Fall geben sie, indem sie sich um eine klare Stellungnahme drücken, die Verantwortung für ihre eigene Entscheidung an andere ab. Wenn Sie zu denen gehören, die automatisch, also unüberlegt, Ja sagen, geraten Sie leicht in einen Teufelskreis: Schlagen Sie jemandem einen Wunsch oder ein Ansinnen ab, fühlen Sie sich schlecht. Lassen Sie sich alles Mögliche aufhalsen, fühlen Sie sich irgendwann überfordert und ausgenutzt und reagieren gereizt. Wider besseres Wissen Ja zu sagen entspannt die Situation nur kurzfristig. Langfristig führt grenzenlose Hilfsbereitschaft oder gar Opferbereitschaft in eine Krise, denn je erschöpfter Sie werden, umso mehr Zeit benötigen Sie für die gleiche Arbeit. Wenn Sie sich hin und wieder zu einem Nein entschließen, übernehmen Sie Verantwortung für sich selbst und gewinnen mehr Kontrolle über Ihr eigenes Leben. Mit ziemlicher Wahrscheinlichkeit werden Sie die Erfahrung machen, dass Sie auf Dauer dadurch bei anderen sogar an Achtung gewinnen. In jedem Fall werden Sie selbstbestimmter, weil Sie aufhören, anderen – zumindest unausgesprochen – die Schuld daran zu geben, dass Sie sich überfordern.

Strategie Nr. 5: Sich durch Selbstregulierung immer wieder in Balance bringen

Meike ist eine Superfrau, wie sie im Buche steht. Als Internistin glänzt sie fachlich, nimmt sich aber auch des Schicksals vieler Patienten samt ihrer Familien ganz persönlich an. Ihre drei Kinder erzieht Meike mustergültig. Sie kümmert sich intensiv um ihre Belange in Schule und Freizeit, kocht täglich ein frisches Essen. Meike ist im Schulelternrat und im Hospizverein des Ortes ein geschätztes Mitglied, weil sie bereit ist, sich einzusetzen und die Dinge in die Hand zu nehmen. Auf ihre leise, aber entschiedene Art kann Meike ziemlich dominant sein. Bei aller Hingabe erwartet sie von ihrer Familie, dass alle am gleichen Strang ziehen. Nicht selten müssen ihr Mann Thomas oder die Kinder etwas erledigen, das Meike für zwingend erforderlich hält, wozu sie bei ihrer Aufgabenfülle aber nicht mehr gekommen ist: eine Information für einen Patienten im Internet suchen, Eier beim Bauern abholen oder einen Kuchen backen für die Vorstandssitzung des Hospizvereins. Eine Putzfrau haben sie nicht, es hat sich nie eine nach Meikes Vorstellungen gefunden. Deshalb sind ihre »freien« Abende in der Regel ausgefüllt mit bügeln, saubermachen und anderen Hausarbeiten. Für eigene Interessen oder Freizeitaktivitäten bleibt überhaupt keine Zeit. Freunde sieht sie fast nur noch bei den obligatorischen Geburtstagseinladungen. Ihr Lebensstil lässt sich selbst mit Meikes ausgeprägtem Organisationstalent und ihrer eisernen Disziplin nur durchhalten, weil Thomas und die Kinder mitspielen und sich von ihr einspannen lassen.

Meike selbst ist erschreckend dünn. Immer wieder leidet sie unter heftigen Hautausschlägen, gegen die sie bisher noch kein Mittel gefunden hat. Sowohl Thomas als auch einzelne Freunde geben häufiger zu bedenken, dass Meike sich viel zu viel zumutet und ihre Beschwerden auch etwas mit ihrem Lebenswandel zu tun haben könnten. Doch was sie bei ihren Patienten selbstverständlich in die Anamnese wie auch in die Behandlung einbezieht, weist sie für sich selbst weit von sich. Sie will nichts davon wissen, dass sie mit ihren hohen Ansprüchen ihrer Familie keinen Gefallen tut und mit ihrem Verhalten ihre Gesundheit aufs Spiel setzt. Dass Thomas sich immer mehr zurückzieht und seiner Wege geht, weil er sich ihrem Aktionismus nicht mehr gewachsen fühlt, nimmt sie mit einer Mischung aus Vorwurf und Resignation zur Kenntnis, ohne weiter darauf einzugehen. Erholung und Entspannung sind für Meike Fremdwörter geworden.

Meikes Stärke in Sachen Selbstregulierung, die Selbstdisziplin, ist sehr einseitig ausgeprägt. Sie kann sich immer weiter antreiben und auf einem sehr aktiven Level halten. Sich gut selbst regulieren zu können heißt aber, dass man in der Lage ist, immer wieder eine heilsame Balance herzustellen zwischen Selbstdisziplin und Selbstberuhigung, zwischen Verstand und Intuition, zwischen Anspannung und Entspannung. Wenn es Ihnen gelingt, sich langfristige Ziele zu setzen, die Ihren Werten entsprechen, bringen Sie Sinn und Richtung in Ihr Leben. Das hebt Ihre Grundstimmung. Damit diese Ziele Wirklichkeit werden, müssen im realen Alltag allerdings entsprechende Schritte konsequent getan werden, was Ihre Euphorie wieder etwas abschwächt. Menschen, die nicht bereit sind, diese Dämpfung ihrer Grundstimmung vorübergehend in Kauf zu nehmen, erreichen oft weit weniger, als sie sich erträumen, oder sie versprechen mehr, als sie am Ende halten. Viele belastete Menschen haben das gegenteilige Problem: Sie unterlassen es, hin und wieder auch davon zu träumen, was in ihrem Leben fehlt und was sie persönlich wünschen. Statt ab und zu innezuhalten, legen sie immer noch einen Zahn zu ohne Rücksicht darauf, wie sie sich fühlen. Sie beschränken sich wie Meike einseitig auf die Denkfunktionen des Verstandes und ziehen mit eiserner Disziplin ihr selbst auferlegtes Pensum durch. Entspannung und Erholung stellen sie immer wieder zurück, bis sie »fertig« sind. Dass sie schließlich überzeugt sind, gar keine andere Wahl zu haben, ist kein Wunder. Denn in dieser mentalen Verfassung ist niemand in der Lage, Alternativen zu sehen. Wenn das noch eine Weile weitergeht, ist man irgendwann nicht mehr in der Lage, aus eigenen Kräften zu regenerieren. Was früher Freude gemacht hat und geholfen hat, um abzuschalten, bringt keine Erholung mehr. Dieser Zustand ist bezeichnend für die erste Phase eines Burn-out-Syndroms.[35]

Eine gute Selbstregulierung zeigt sich also unter anderem daran, wie effizient Sie Ihre Energie einsetzen. Freizeit verschafft uns Verschnaufpausen von der Anspannung des Alltags, in denen wir Stress abschütteln und die Energiespeicher des Körpers wieder auffüllen. Untersuchungen haben gezeigt, dass Stressgeplagte, die sich ausreichend Freizeit gönnen, besser gestimmt und engagierter sind als die, die das außer Acht lassen. Genügend wohltuende Freizeitgestaltung scheint jedoch nur vor akutem Stress zu schützen. Ist der Organismus bereits dauerhaft aus dem Gleichgewicht gebracht, bringt ihn auch ein angenehmer Feierabend oder Wellnessurlaub nicht mehr ohne Weiteres ins Lot.[36] Sie können sich Ihren Energiehaushalt als ein Fass vorstellen, bei dem ständig unterschiedlich viel Energie hinein- und hinausfließt. Die Abflüsse und Zuflüsse entsprechen verschiedenen Lebensbereichen wie Familie und Freunde, soziale Aktivitäten, körperliche Betätigungen, Kultur, Beruf, Aufgaben. Vielleicht investieren Sie zurzeit mehr in Familie, als Sie herausbekommen. Das schadet nicht, wenn Sie durch soziale Aktivitäten viel bekommen und nur wenig abgeben. Ein bis zwei starke Abflüsse können durch entsprechend kräftige Zuflüsse an anderer Stelle durchaus kompensiert werden. Für eine gute Gesamtverfassung sollte das Fass allerdings mindestens zu zwei Dritteln gefüllt bleiben. Denn wenn es irgendwo ein Leck gibt, durch das beständig Energie abfließt, oder wenn der Inhalt des Fasses unter die Hälfte sinkt, wird es immer schwieriger und mühsamer, den Pegelstand wieder zu heben. Gleichzeitig sinkt die dafür zur Verfügung stehende Energie immer weiter. Wahrscheinlich kennen Sie dieses Phänomen: Vor Erschöpfung verlieren Sie das Interesse an Dingen, die Ihnen eigentlich Freude bereiten und Erholung verschaffen: ins Theater gehen, sich mit Freunden treffen, zu Ihrem Sprachkurs gehen oder einen Waldspaziergang machen. Sie können sich einfach nicht mehr dazu aufraffen. Auf diese Weise versiegen die Quellen, die Sie im Normalfall auftanken lassen und aus dem kraftlosen Zustand wieder herausbringen. Ein Teufelskreis ist in Gang gesetzt, der flugs das Fass ganz leerlaufen lässt.

Dass wir bei Kräften und guter Laune sind, ist ein Anzeichen dafür, dass wir diesen Austausch intuitiv gut regeln. Fühlen wir uns leer und erschöpft, hat die unbewusste Steuerung versagt. Sie kann aber Schritt für Schritt durch eine bewusste Selbstregulierung wieder in Gang gebracht werden. Dafür muss man beispielsweise vorübergehend mehr Energie für Körper und Selbst einsetzen als für Familie und Aufgaben. Man kann seine Leistungsfähigkeit erhöhen durch mentales Training, körperliche Fitness oder regelmäßige Pausen, wenn der Stresslevel zu weit ansteigt. Gerade wenn sie erschöpft sind, tun Starke jedoch häufig das Gegenteil. Mit aller Kraft versuchen sie ihren Einsatz aufrechtzuerhalten oder sogar noch zu steigern, damit niemand merkt, was mit ihnen los ist. Gerade für besonders engagierte Menschen ist es also überlebenswichtig, sich nach Anstrengungen ausreichend zu erholen und wieder Kraft zu schöpfen, bevor der nächste »Einsatz« ansteht.

Für unseren Energiehaushalt wie auch für den Erfolg der täglichen Arbeit ist es aber nicht nur ausschlaggebend, wie viel wir machen, sondern wie und wann wir etwas machen. Ziele, die unserem Tun Sinn geben, nicht nur mit Vernunft, sondern auch mit Leidenschaft zu verfolgen trägt zu äußerem Erfolg und innerer Zufriedenheit bei. Jochen Metzger[37] unterscheidet von dieser »harmonischen Leidenschaft« die »obsessive Leidenschaft«, die sich auch gegen das eigene Wohlbefinden und die eigene Gesundheit richten kann. Obsessiv Leidenschaftliche verschreiben sich nämlich äußeren Faktoren wie Prämien, Beifall oder dem sozialen Prestige, das eine Aktivität verspricht. Um sich davon zu lösen und sie zu verwandeln, brauchen sie gezielte Gegenmaßnahmen: sich Abstand bewusst verordnen, Freizeitaktivitäten statt Sonderschichten, innere Zufriedenheit statt äußerer Bestätigung. Manchmal beschert uns das Leben diesen Abstand, den uns selbst einzuräumen wir nicht imstande sind. Ein Unfall, eine tiefe Enttäuschung oder ein herber Verlust verschaffen uns den Raum, unser Wertesystem zu überprüfen und gesünder und heilsamer auszurichten.

So stärkend Gemeinschaft auch sein kann, insbesondere einsatzfreudige Menschen sind häufig nahezu unablässig mit anderen zusammen. Manche haben darüber das Alleinsein verlernt, andere betrachten es als eine Kostbarkeit. Der Philosoph Michel Foucault[38] beklagte den »Verlust der Schweigekultur« in unserer Gesellschaft: Das permanente Reden und Interagieren hätten die Selbstregulationsfähigkeiten verkümmern lassen. Unser Denken entwickelt sich in der intensiven Beschäftigung mit der Umwelt. Doch die Verarbeitung gelingt am besten allein. In diesen Momenten reorganisieren Sie unbewusst Ihre Arbeitsspeicher und Ihr Gedächtnis. Wenn wir die heilsame Wirkung des Rückzugs in unsere Innenwelt (wieder) erkennen und schätzen lernen, verliert er sein antisoziales Image. Dann wird das gelegentliche oder besser noch regelmäßige Alleinsein ein hervorragendes Korrektiv zur Reizüberflutung unserer Außenwelt.

Eine gut funktionierende Selbstregulierung und Balance ist nicht denkbar ohne Rhythmus. Zum Rhythmus gehört die Pause, sie ist ein Teil davon. Eine Pause ist kein störendes oder unliebsames Abbrechen, sie ist ein wohltuendes Unterbrechen, das zur Regelmäßigkeit beiträgt. Eine Auszeit nehmen wir dagegen eher einmalig und übergangslos. In Auszeiten erwarten wir meist, dass wir blitzartig auf Entspannung umschalten. Doch vielleicht haben Sie das selbst schon einmal im Urlaub erlebt: Wenn auf eine hohe Belastung unvermittelt Entlastung erfolgt, werden wir häufig krank. Das Immunsystem gibt zunächst alles, dann lässt die Abwehrkraft nach. Deshalb brauchen wir einen sanften Wechsel von der Belastung zur Entlastung, beim Urlaub, beim Wochenende, bei den Tagesrhythmen.

Strategie Nr. 6: Ebenbürtige Beziehungen gestalten und andere stark werden lassen

Matthias ist ein Mann für alle Fälle. Ob er in seiner Familie gebraucht wird, ob Verwandte, Freunde, Kollegen ein Problem haben: Alle verlassen sich darauf, dass Matthias sie nicht hängen lässt. Und Matthias sagt nicht Nein, wie müde und lustlos er auch manchmal sein mag. Oft kommt er der Bitte um kleine oder große Gefälligkeiten sogar zuvor, indem er von sich aus Rat und Hilfe anbietet. Fühlte sich eines seiner Kinder in der Schule oder im Sportverein ungerecht behandelt, war Matthias zur Stelle, um die Sache des Kindes zu vertreten. Bis heute kümmert er sich um die Versicherungen seiner erwachsenen Kinder und hält ihre Ablageordner auf dem neuesten Stand. Selbst um seine geschiedene Frau Susanne macht er sich Gedanken, ob sie wohl mit dem Umstellen der Heizung zurechtkommt oder ob sie rechtzeitig an ihre Steuererklärung denkt. Bis heute versteht Matthias nicht, wie es zu ihrer Scheidung vor drei

Jahren gekommen ist. Er ist aus allen Wolken gefallen, als Susanne ihm unwiderruflich ihren Entschluss mitgeteilt hat, nachdem alle drei Kinder aus dem Haus waren. Er hat sich doch immer um Susanne und um die Kinder gekümmert und für alle das Beste gewollt. Seine Tochter Maren versucht Matthias immer wieder verständlich zu machen, dass sie sich bei aller Liebe ständig von ihm bevormundet fühlt und dass es ihrer Mutter wahrscheinlich genauso ergangen ist. Maren ist die Einzige, die ihn in solchen Fällen ihren Unmut deutlich spüren lässt und sich mit ihm auseinandersetzt. Ihre Brüder entziehen sich lieber, wenn es ihnen zu viel wird, als dass sie ihren Vater konfrontieren. Schließlich profitieren sie auch gerne von seiner Fürsorglichkeit.

Mit einem fürsorglichen Ehemann und Vater wie Matthias im Rücken lebt es sich im Alltag bequem und sicher. In Lebenskrisen und Grenzsituationen würden sich das viele ausdrücklich wünschen. Doch so angenehm diese Vorstellung auch ist – seine ständige Bereitschaft, sich zu kümmern und zu helfen, verhindert auch, dass die anderen selbstständig werden und ihre eigenen Möglichkeiten entdecken. Natürlich bringt Matthias es nicht fertig, ins Gegenteil zu verfallen und alles laufen zu lassen. Das ist auch weder nötig noch sinnvoll. Es hätte ihn bereits deutlich entlastet, wenn er seinen Kindern im Hintergrund den Rücken gestärkt hätte, statt die Kastanien für sie aus dem Feuer zu holen: Zusammen mit ihnen überlegen, wie sie sich selbst in einem Konfliktfall helfen könnten; sie freundlich daran erinnern, dass die Bewerbungsunterlagen bis zum Ende des Monats vorliegen müssen, und es dann ihnen überlassen sie auf den Weg zu bringen; ihnen zuhören, wenn sie über ihre Vorhaben oder Probleme sprechen, ohne gleich eine persönliche Bewertung abzugeben oder einen Rat zu erteilen. Langfristig erweist er ihnen damit einen größeren Dienst als mit seinem gewohnten Eingreifen. Dafür muss Matthias aber aushalten, dass nicht immer alles in seinem Sinne optimal läuft, dass die Kinder Umwege machen, dass sie wütend, traurig oder ratlos sind. Er ist nicht für ihre Stimmung verantwortlich. Ihnen alles aus dem Weg räumen zu wollen stärkt weder die Vater-Kind-Beziehung noch die Fähigkeiten der Kinder zu Selbstverantwortung und Selbstwirksamkeit. Für die Beziehungsqualität und die ganz persönliche Verbundenheit ist ausschlaggebend, sie als »gleichwürdige«[39] Gegenüber zu behandeln. Das bedeutet, dass sie sich bei ihrem Vater weder klein machen noch sich besser, klüger oder optimistischer geben müssen, als sie sind. Umgekehrt gilt auch, dass Matthias selbst sich nicht stärker und überlegener zeigt, als er ist. Dann verändert sich die Stimmung meistens doch. Sie fühlen sich getröstet oder ermutigt, aber nicht von oben herab, sondern von innen heraus.

Resilient sein bedeutet nicht, dass man alles aus eigener Kraft schaffen muss. Um die eigenen Kräfte zu wecken, sind Menschen in den unterschiedlichsten Situationen angewiesen auf Ermutigung und Unterstützung von außen. Sie brauchen andere Menschen, die sie nicht fallen lassen, die an ihrer Seite sind. Eine Voraussetzung dafür, diesen Schlüssel zur Stabilisierung nutzen zu können, ist, dass die Betreffenden auch selbst genug Kontaktfreude aufbringen. Emotionale Intelligenz und angemessene Kommunikationsfähigkeiten erleichtern es, sich Menschen anzuvertrauen, die neuen Mut geben und beistehen können. Sobald Menschen Bedrückendes benennen und sich darüber mit anderen austauschen, wird das Gehirn wesentlich stärker aktiviert, als wenn sie über ihren Kummer nur grübeln. Sie können negative Emotionen besser loslassen und schneller aktiv Lösungen suchen.[40]

Haben sie es mit Menschen in einer schwierigen Lage oder geschwächten Verfassung zu tun, neigen Starke wie gesagt dazu, zu viel selbst tun zu wollen. Ist das nicht möglich oder nicht gewollt, fühlen sie sich oft hilflos und ratlos. Wenn Sie Menschen in Krisensituationen wirklich stärken wollen, kommt es aber vielmehr darauf an, dass Sie ihr Leiden aushalten und dass Sie es ertragen, sie nicht einfach herausholen zu können. Das heißt keineswegs, sie alleine zu lassen. Sie können da sein und Beistand leisten statt Hilfe. Bei Menschen, die unter Schock stehen, bedeutet Hilfe und Unterstützung, die Betroffenen zu eigenen Entscheidungen zu führen, sie im Rahmen des Möglichen einzubeziehen und dann mit ihnen abzustimmen, was man ihnen abnehmen kann. Jeder ist gefragt, an seiner Stelle dazu einen Beitrag zu leisten, nicht mehr und nicht weniger. In diesem Sinne Helfende sind gute Geister, und sie wirken in einem guten Geist. In der christlichen Tradition ist ein Engel jemand, der dann kommt, wenn wir aus eigener Kraft nichts mehr tun können, und der uns *einen* entscheidenden Schritt weiter hilft. Respektvolle und achtsame Hilfe bedeutet, den Selbstwert des anderen zu stärken. Das gelingt gerade nicht, indem Sie ihm alles aus der Hand nehmen. Das gelingt eher, indem Sie ihn darin unterstützen, seine eigenen Entscheidungen zu treffen und selbst zu tun, was ihm möglich ist.

Als Margrets Vater gestorben ist, führt die erfahrene Floristin sie sachkundig und ruhig dahin, einen für sie passenden und ausdrucksvollen Blumenschmuck auszuwählen. Das empfindet Margret in diesem Augenblick wie auch in der Erinnerung als hilfreicher und tröstlicher, als wenn die Floristin ebenfalls betroffen und traurig gewesen wäre – oder geglaubt hätte, so tun zu müssen. Als Hanna und Bernd mit ihrem Handwerksbetrieb Konkurs anmelden müssen, sind sie verzweifelt, enttäuscht, aber auch beschämt. Es ist ihnen peinlich, sich im Dorf sehen zu lassen. Eine Bekannte aus dem Sportverein kommt, sofort nachdem sie davon erfahren hat, mit Kuchen vorbei. Sie trinken zusammen Kaffee und reden, kurz über ihre Lage, dann aber auch über anderes. Hanna vergisst nie, wie gut ihr das getan hat: »Keine Hilfsangebote, kein Dramatisieren, einfach nicht alleine damit sein – irgendwie war durch den Besuch alles wieder etwas normalisiert.«

Oft untergraben Starke ungewollt das Selbstwertgefühl anderer, indem sie ihnen zeigen, wie viel schneller oder effizienter sie die Dinge erledigen können. Starken Menschen fällt es manchmal sehr schwer zu akzeptieren, dass sie den individuellen Resilienzprozess anderer weder beschleunigen noch abkürzen können. Sie können aber verstehen lernen, dass das auch nicht ihre Aufgabe ist. Das Beste, was sie für den anderen tun können, ist diesen heilsamen Prozess nicht zu behindern, beispielsweise durch vorschnelle Hilfsangebote. Sie können verschiedene Wege zeigen, gehen muss ihn jeder selbst. Ihr Beitrag kann darin bestehen, den anderen die wichtige Erfahrung machen zu lassen, nicht allein mit einem Geschehen zu sein, wenigstens vorübergehend Verständnis und Trost zu erfahren. Keine noch so gut begleitete Trauergruppe kann ihren Besuchern die Trauer nehmen. Der individuelle Verlauf kann aber für Einzelne kürzer oder leichter werden, wenn sie die Erfahrung machen »Ich war wieder unter Menschen« oder wenn sie erleben »Andere haben es auch geschafft«. Das Verdienst der Initiatoren ist es, dass sie einen Rahmen schaffen, in dem solche kleinen Schritte und Erfahrungen möglich sind.

40 Millionen Deutsche engagieren sich ehrenamtlich, davon 22 Millionen dauerhaft. Dabei machen sie die Erfahrung, dass ihnen auch selbst wieder Energie zufließt, indem sie sich um andere kümmern. In Gemeinschaft und Verbundenheit mit anderen zu leben kann ein stärkender Faktor sein, der für alle Beteiligten wirksam ist, ob sie auf der Geberseite sind oder auf der Nehmerseite. Freiwilliges Helfen löst gute Gefühle aus, wirkt Stress entgegen und fördert die Gesundheit.[41] Das sogenannte »Helper's High« – ein intensives Hochgefühl, das erleben kann, wer anderen Menschen Gutes tut – stellt sich jedoch nur unter bestimmten Voraussetzungen ein: Es muss zwar ein persönlicher Kontakt zwischen Helfer und Hilfsbedürftigem vorhanden sein, aber es müssen Fremde sein. Ausschlaggebend ist dabei nämlich, dass man selbst die freie Entscheidung darüber hat, ob man hilft oder nicht. Wenn aber Angehörige oder enge Freunde Hilfe brauchen, dann glauben die meisten diese Wahl nicht zu haben. Aus falsch verstandener Verpflichtung oder Schuldbewusstsein opfern sie sich manchmal sogar auf und tun mehr, als sie aus freier Entscheidung wollen oder von ihren Möglichkeiten her können, bis sie dabei auf lange Sicht ihre Stärke einbüßen.

Manchmal lassen sich die scheinbar stärkeren Personen in einem System auch so vereinnahmen, dass sie ihr eigenes Lebenskonzept und ihre eigene Entwicklung ganz zurückstellen oder sogar aufgeben. Der Satz »Was würde ich bloß machen ohne dich ...« kann für loyale pflichtbewusste Menschen wie ein Klebstoff wirken und verhindern, dass sie Entwicklungsschritte machen können, die ihnen in ihrer Lebensphase entsprechen würden. Solche Muster entstehen oft schon in der Kindheit und werden unter Umständen in erwachsenen Beziehungen wieder wirksam, ohne dass die betreffenden Personen auf den ersten Blick erkennen können, woher sie stammen.

Solange eine Balance zwischen Risiko- und Schutzfaktoren hergestellt werden kann, können Menschen auch mit schwierigsten Bedingungen umgehen. Stress erzeugende Lebensereignisse erhöhen die Verletzlichkeit, schützende Faktoren stärken die Widerstandskraft. Die Balance dazwischen muss immer wieder austariert werden. Gerade »gute Geister« brauchen auch Beziehungen, in denen sie einmal nicht »arbeiten«, in denen sie nicht die Starken oder die Professionellen sind. Sie brauchen Beziehungen, in denen ihre eigene Bedürftigkeit bedient wird. Voraussetzung dafür ist, dass sie sich diese Bedürftigkeit eingestehen und sie akzeptieren. Die eigenen Bedürfnisse angemessen zu berücksichtigen ist etwas anderes als Egoismus. Es hat nichts damit zu tun, nur an sich zu denken und jedem Impuls nachzugeben. Wenn wir im Einklang mit unseren Bedürfnissen für andere segensreich wirken können, fließt uns Energie zu. Starke, die ihre eigenen Bedürfnisse ständig übergehen, leugnen ihre Anfälligkeit und Verwundbarkeit. Sie werden blind für das, was die vermeintlich Schwächeren zu geben haben, und sie werden blind dafür, dass sie sich jederzeit selbst auf der anderen Seite wiederfinden können. Wer gesund ist und leistungsfähig, macht sich nämlich in der Regel nicht bewusst, dass er derzeit gesund ist, im Augenblick leistungsfähig oder noch nicht eingeschränkt. Das Blatt kann sich jederzeit wenden, und die Starken finden sich in einer ungeübten Rolle wieder, für die sie das Verhaltensrepertoire erst noch lernen müssen. Doch auch Hilfe anzunehmen kann eine aktive Selbststeuerung sein, indem ich beispielsweise das eigene Kommunikationsverhalten anpasse und erweitere um die Kategorien erklären, bitten, andere ansprechen.

Nur wer aus dem Selbstbild des immer Gebenden und Starken heraustritt, kann Dankbarkeit empfinden. Manche wehren sich dagegen, Gefälligkeiten oder Hilfe von anderen anzunehmen, weil sie niemandem etwas schuldig sein wollen. Menschen, die glauben, jemandem einen Dank zu schulden, berichten in Studien über Ärgergefühle und Unzufriedenheit. Dankbarkeit, die man glaubt zeigen zu müssen, ist so wertlos wie eine eingeforderte Entschuldigung. Wenn man es jedoch aus sich heraus empfindet, ist das Gefühl der Dankbarkeit wertvoll und erfüllend. Es schützt vor Enttäuschungen und Verbitterung, nimmt den Nackenschlägen des Schicksals viel von ihrer Kraft. »Dankbarkeit schafft ein Kontrasterleben. Ganz so, wie man sich nach einem harten Winter über den Frühling freut.«[42] Dankbare sind insgesamt zufriedener mit ihrem Leben und leiden weniger unter depressiven Verstimmungen und körperlichen Beschwerden.

Strategie Nr. 7: Vergangenheit und Gegenwart für eine gute Zukunft nutzen

Till fühlt sich mit seiner Arbeit als Filialleiter einer gut gehenden Großbuchhandlung sehr zufrieden und ausgefüllt. Seine Ausbildungszeit zum Buchhändler ist ihm hingegen in denkbar schlechter Erinnerung. Doch danach geht es für ihn beruflich aufwärts, und er kann seine fachlichen und sozialen Kompetenzen gut entwickeln. Privat sieht die Situation nicht ganz so positiv aus. Seine aktuellen Probleme führt Till zum größten Teil auf die schlechten Erfahrungen der Vergangenheit zurück. Zwei gescheiterte Beziehungen haben ihn skeptisch und hoffnungslos werden lassen. Von der ersten Partnerin fühlt er sich nach wenigen Monaten ausgenutzt. Nachdem er sich alle Mühe gegeben hat, sich in ihre Familie zu integrieren, schiebt sie ihm immer mehr den Part zu, sich um ihre Eltern zu kümmern. Er schneidet die Bäume, macht kleine Reparaturen am Haus, während seine Freundin sich ausruht oder in der Stadt vergnügt. Weder von ihr noch von ihren Eltern fühlt er sich dafür anerkannt. Dennoch harrt er lange in der Beziehung aus, bis die Freundin schließlich die Verbindung löst. Die Familie seiner zweiten Freundin will er gar nicht erst kennen lernen. Die Beziehung geht in die Brüche, als Till dahinterkommt, dass sie ihn mit einem Kollegen betrügt.

Nun hat Till seit acht Monaten in Marion eine neue Partnerin gefunden, die ihn sehr liebt und bei der er sich so geborgen fühlt wie noch nie. Doch immer wieder zettelt er Streitigkeiten mit ihr an, die die Beziehung belasten. Mal geht es darum, dass sie das Auto nicht gründlich gesaugt hat, nachdem sie am Strand war, mal hat sie seine Unterlagen auf dem Schreibtisch durcheinandergebracht. Jedes Mal wertet Till diese nichtigen Vorfälle als Beweis dafür, dass sie ihn nicht ernst nimmt. Einerseits ist er überzeugt, dass auch diese Liebe keine Zukunft hat, andererseits ist er mit Marion sehr glücklich. In seiner Unschlüssigkeit sucht er einen Coach auf, um mit seiner Hilfe zu verstehen, was da abläuft. Im Coaching wird Till klar, welche Steine er sich und Marion in den Weg legt. Er sucht nach kleinsten Anzeichen, die ihn in seiner Befürchtung bestätigen. Ein nichtiger Anlass genügt, dass er destruktiv wird und seine selbsterfüllende Prophezeiung eintritt: Sie streiten sich wieder mal, ohne genau den Grund nachvollziehen zu können, und Till glaubt sicher, dass er sich in Marion getäuscht hat. Die Erkenntnis, dass er dabei ist, seine Zukunft zu zerstören, weil er davon ausgeht, dass die Erfahrungen der Vergangenheit sich wiederholen werden, macht ihn betroffen und nachdenklich. Ihm wird klar, dass er die Vergangenheit nicht ändern kann, dass er aber in der Gegenwart anfangen muss, die Weichen für eine bessere Zukunft zu stellen. Am Beispiel seines beruflichen Werdegangs erkennt er, dass es an ihm selbst liegt, wie diese Zukunft aussieht.

Wann und wie auch immer Sie sich Ziele setzen oder Vorsätze fassen, gestalten Sie Ihre Zukunft. In der Gegenwart handeln wir einfach, wir tun oder lassen etwas im Augenblick. Doch alles, was Sie entscheiden, und jedes Ziel, das Sie sich setzen, betrifft Ihre Zukunft. Die Vergangenheit ist definitiv nicht mehr zu ändern, Ihr Tun in der Gegenwart stellt die Weichen dafür, was in Zukunft gelten soll. Doch lassen wir häufig Entscheidungen für die Zukunft von der Vergangenheit bestimmen. Aus Angst vor Verlusten halten wir an einmal getroffenen Beschlüssen fest, selbst wenn diese sich als unerfreulich oder ungünstig herausstellen.[43] Diese Investitionen gehören aber in jedem Fall der Vergangenheit an, deshalb sollten wir die Entscheidungen in der Gegenwart unabhängig davon fällen. Auch die größten Einsätze und Verluste in der Vergangenheit machen ein »Mehr desselben« für die Zukunft nicht richtiger. Die Redensart, dass man gutes Geld nicht schlechtem hinterherwerfen soll, veranschaulicht dieses Prinzip im finanziellen Bereich. Genauso kann der Entschluss angebracht sein, die Pflege der Mutter in andere Hände zu geben, wenn man davon erschöpft ist, auch wenn man schon fünf Jahre durchgehalten hat. Die Kräfte werden ja nicht mehr, nur weil ich es schon so lange mache. Im Gegenteil, die Vergangenheit liefert ja gerade die Erfahrung – und nicht nur die Vermutung –, dass ich mich damit überfordere. »Alte« Entscheidungen stehen immer wieder auf dem Prüfstand. Wenn sie nicht zukunftstauglich sind, können und sollten sie jederzeit revidiert werden.

Vielleicht ist Ihnen das auch schon passiert? Sie treffen eine spontane Entscheidung, um unmittelbaren Ärger oder Konflikt zu vermeiden, handeln sich genau damit aber langfristig Probleme ein. Was Ihnen im Augenblick Luft zu verschaffen scheint, kann Sie in Zukunft in noch größere Schwierigkeiten bringen. Um sich nicht den enttäuschten Blicken Ihrer Mutter auszusetzen, versprechen Sie ihr den gemeinsamen Besuch bei Tante Hannelore zu Ostern. Weil Sie in Eile sind, sagen Sie dem Kunden einen

Termin am Wochenende zu. Sie drücken sich davor, Ihrer Freundin klar zu sagen, dass Sie nicht mit ihr in Urlaub fahren werden. Je länger Sie die Freundin unausgesprochen Pläne schmieden lassen, desto unangenehmer und heikler wird die Absage. Solche Versprechen und Unklarheiten sind Schulden, die Sie belasten. Wer sich angewöhnt, die zukünftigen Konsequenzen nicht zu verdrängen, sondern (mit) zu bedenken, kann dieses Kräfte raubende Vermeidungsverhalten nach und nach aufgeben. Entschließen Sie sich stattdessen gleich an Ort und Stelle zu einer ehrlichen und klaren Aussage, gehen Sie nicht mit so vielen Altlasten in die nahe Zukunft.

Doch manche starken Menschen glauben genug Power zu haben, um sich nichts entgehen lassen zu müssen. Sie machen sich gerade dadurch Druck und Stress, dass sie versuchen sich möglichst viele Türen offenzuhalten. Dabei prüfen sie gar nicht mehr, welche davon für sie und ihre Lebensziele wirklich wichtig sind.[44] Sie halten nichtssagende Beziehungen aufrecht, sie bringen zu viele Projekte ins Laufen, verzetteln sich in zu vielen Vorsätzen oder widmen sich halbherzig zu vielen Interessen. Denn jede Entscheidung für etwas ist gleichzeitig eine Entscheidung gegen etwas anderes, und diesen Verzicht wollen sie sich ersparen. Der einzige Gradmesser, den wir für unsere Entscheidungen haben, ist das Ausmaß unserer Zufriedenheit. Das aber stellt sich erst in der Zukunft heraus. In der akuten Entscheidungssituation steht diese Erkenntnis noch gar nicht zur Verfügung. Die Erfahrung zeigt, dass Menschen sich aber mit einer »falschen« Entscheidung eher aussöhnen können, wenn sie etwas gewagt haben und ihren Gefühlen gefolgt sind.

Wenn Sie sich unangenehme Erlebnisse ins Gedächtnis rufen oder in erfreulichen Erinnerungen schwelgen, rufen Sie Ihre Vergangenheit wach. Sobald Sie über den Augenblick hinausdenken oder Pläne schmieden – und seien sie auch noch so diffus –, beginnen Sie sich eine Vorstellung von Ihrer Zukunft zu machen. Manche neigen dabei zu düsteren Bildern, weil sie mehr von Befürchtungen als von Hoffnungen beeinflusst sind, andere tendieren dazu, die Zukunft in einem rosigen Licht zu sehen. In jedem Fall entwickelt jeder mehr oder weniger bewusst seine subjektive Vorstellung davon, was nach der Gegenwart kommen könnte. Oftmals lässt nur der Blick in die Zukunft Menschen die Probleme und Schwierigkeiten der Gegenwart ertragen. In Zeiten großer Belastung kann eine zu ausgeprägte Zukunftsorientierung aber auch hinderlich sein. Sie führt ständig das gesamte Ausmaß der Last vor Augen. Dabei nicht mutlos zu werden und darunter nicht zusammenzubrechen kostet zusätzliche Kraft. Zuerst sollten Sie sich vergewissern, dass Sie Ihr gegenwärtiges Tun im Hinblick auf Ihre Werte und Ziele langfristig für eine sinnvolle Lösung halten. Für das weitere Handeln in der Gegenwart ist dann jedoch der Blick auf die kleinen Schritte wichtig, die jetzt zu tun sind, ohne sich von dem Ausmaß des gesamten Vorhabens lähmen zu lassen. Ein großes Arbeitspensum ist besser zu schaffen, indem Sie sich ganz auf das Wesentliche und in der Gegenwart Machbare konzentrieren.

Auf diese Weise lassen sich auch eingefahrene Verhaltens- und Denkmuster ändern. Einmalige Erfolgsstorys von Selbstveränderung lassen manchmal aufhorchen oder auch neidisch werden. Natürlich können Schlüsselerlebnisse so aufrüttelnd wirken, dass sie von jetzt auf gleich eine durchschlagende Verhaltensänderung ermöglichen. Dennoch bleibt Selbstveränderung ein Prozess, der meist erst nach mehreren Anläufen gelingt. Nur wenige Menschen schaffen es, sich von heute auf morgen von schlechten Gewohnheiten und Suchtverhalten zu verabschieden oder belastende Situationen aufzugeben. Auf lange Sicht führen jedoch gerade kleinste Veränderungen zu erstaunlichen Ergebnissen, wenn sie ganz regelmäßig geübt werden, bis sie zur Gewohnheit geworden sind. Wenn Sie zu einem Thema täglich zehn Seiten lesen und das konsequent durchziehen, haben Sie am Ende des Jahres 3650 Seiten mehr dazu gelesen als jemand, der das nicht macht. Statt Fachliteratur zu wälzen könnten stark belastete Menschen sich nach und nach angewöhnen, täglich zehn oder zwanzig ungestörte Minuten nur für sich einzurichten. Oder sie üben ein, sich grundsätzlich eine bestimmte Bedenkzeit zu erlauben, bevor sie auf Bitten oder Wünsche von anderen reagieren. Schritt für Schritt neue innere Regeln und Reaktionsweisen einzuüben bewahrt Sie vor der Falle, dass Sie durch Unachtsamkeit spontan wieder in Ihrem alten Muster reagieren und es so immer wieder verstärken. Ihre Zukunft gestalten Sie auf diese Weise wesentlich effektiver und nachhaltiger als mit einmaligen (Gewalt-)Aktionen.

5.3 Selbstwahrnehmung, Selbstrespekt und Selbstsorge

Sich selbst wohlwollend und zugleich realistisch wahrzunehmen ist eine Fähigkeit, die immer wieder geübt sein will – ein Leben lang. Sie schafft die Voraussetzung, dass Sie herausfinden, welche Schritte in Ihren Situationen und für Sie persönlich einen entscheidenden Unterschied bewirken können. Es heißt zu registrieren, was Sie froh stimmt und erfüllt, und was Sie nervt, belastet oder wütend macht. Sich selbst wahrzunehmen heißt auch zu beobachten, welche automatisch ablaufenden Denkmuster solche Gefühle auslösen. Es heißt zu reflektieren und zu registrieren, welche Ihrer Gedanken Sie aufbauen und welche Sie entmutigen, niederschmettern oder unter Druck setzen. Sich selbst wahrzunehmen bedeutet nicht zuletzt, mitzubekommen, welche körperlichen Empfindungen Ihnen signalisieren, ob Ihre Verhaltensmuster und Ihr Lebensstil für Sie auf Dauer zuträglich und gesund sind.

Selbstrespekt bedeutet, all das, was Sie von sich wahrnehmen, ernst zu nehmen. Selbstrespekt heißt, sich selbst, also die eigene Person, mit ihren geistigen, emotionalen und körperlichen Möglichkeiten und Grenzen zu berücksichtigen. Gerade Menschen, die sich für stark und belastbar halten, übergehen mögliche Überforderungssignale und meiden vermeintlich unproduktive Entspannungsphasen, während derer sie in sich hineinhorchen könnten: Wie fühle ich mich, wenn ich zur Ruhe komme? Kann ich überhaupt abschalten? Bin ich erholt, wenn ich morgens aufwache? Wann habe ich mich das letzte Mal richtig gefreut? Weiß ich noch, was meine Freundin mir gestern erzählt hat?

Gesundheitliche Störungen und Beeinträchtigungen entstehen häufig nicht von heute auf morgen, sondern entwickeln sich durch schlechte, weil ungesunde, Gewohnheiten. Die Heilmittel sind einfach, wohlbekannt und leicht zugänglich: Meditation, gute Ernährung, ein geregelter Tagesablauf und ausreichende Ruhezeiten. Menschen, die sehr gefordert sind, glauben häufig, es sei effizient oder bei ihrem Pensum sogar unumgänglich, dass sie – sobald sie mit einer Tätigkeit pausieren – eine andere zweckgerichtete aufnehmen statt wirklich eine Pause einzulegen. Ob Sie in Ihrer Pause ausgewählte Musik hören, in einem entspannenden Buch oder einer Zeitschrift schmökern, einfach aus dem Fenster schauen oder im Straßencafé Leute beobachten, ist Ihrer allgemeinen Vorliebe oder spontanen Anwandlung überlassen, aber tun Sie nicht zwei oder gar mehrere Dinge gleichzeitig. Sich regelmäßige Pausen zu verkneifen führt keineswegs zu einer Leistungssteigerung, sondern zu einer Erschöpfungsspirale nach unten. Wir füllen jede freie Minute, funktionieren unaufhörlich wie ein Uhrwerk und wundern uns dann, wenn uns die Puste ausgeht. Pausen stabilisieren durch Anfangs- und Endmarken und verhindern, dass Sie den Überblick verlieren, an was und an wie vielen Dingen Sie gleichzeitig arbeiten. Besonders in einem Umfeld, das keinen Feierabend und keinen Sonntag mehr kennt, helfen Pausen, Strukturen im Alltag zurückzuerobern. Weder Ideenreichtum noch Effektivität lassen sich allein durch Selbstdisziplin erzwingen. Pausen verschaffen die zur Kreativität nötige Zeit für Reflexion und Kontemplation.

Selbstsorge erlauben sich viele starke Menschen nicht, weil sie dies bewusst oder unbewusst mit Egoismus gleichsetzen. Für sich selbst sorgen bedeutet aber keineswegs, für andere nicht zu sorgen. Beides lässt sich in einem gesunden Gleichgewicht berücksichtigen und verbinden. Es bedeutet, sich selbst nicht zu verschleißen bis zur völligen Erschöpfung, sondern verantwortlich, achtsam und wertschätzend mit den eigenen Kräften umzugehen.

Selbstsorge heißt, nicht kurzfristig allen beliebigen Impulsen nachzugeben. Selbstsorge ist gekoppelt an Selbstverantwortung und umfasst das Berücksichtigen körperlicher, seelischer und geistiger Bedürfnisse. Es liegt in meiner Verantwortung, immer wieder eine Balance zu finden zwischen Lust und Last und meinen Teil dazu zu tun, dass mein Körper, mein Geist und meine Seele gesund und stark bleiben. Ich habe die Verantwortung, meine geistigen Bedürfnisse wie Bildungsinteressen und Kreativität ernst zu nehmen: mir die Zeit für ein Buch zu nehmen, mich fachlich auf dem Laufenden zu halten, mich auf anspruchsvolle Gespräche einzulassen und mir die Freude am Lernen und das Interesse an neuen Themen zu erhalten. Selbstsorge bedeutet auch, meine ästhetischen Bedürfnisse nicht zu vernachlässigen, die Dinge zu bemerken und zu würdigen, die schön sind und sich aus dem Alltäglichen hervorheben – in der Natur, in der Kunst, der Musik, der Literatur, in Landschaften und unter Menschen. Auch für meine sozialen Bedürfnisse bin ich zuständig. Dazu gehört, Nähe und Geborgenheit zu geben und zu bekommen, eingebunden zu sein in private und öffentliche Gruppen, Kontakt zu Menschen zu pflegen, von denen ich Zuspruch und Ermutigung erfahre und von denen ich lernen kann, aber mir auch. Aber auch, mir nicht immer die fernzuhalten, die mich konfrontieren und an denen ich mich reiben kann. Selbstsorge umfasst auch, mich um meine ethischen und spirituellen Bedürfnisse zu kümmern: Werte haben, sie mit anderen teilen und das Leben danach gestalten können, an etwas oder jemanden glauben können, aus einem guten Geist heraus leben, arbeiten, anderen Menschen und mir begegnen können.[45] Diese verschiedenen Bereiche der Selbstsorge weisen gleichzeitig auf meine Kraftquellen hin: Je mehr ich die berücksichtige und pflege, die für mich am wichtigsten sind, desto mehr fließt von dort auch wieder Energie und Stärke zurück.

Die Voraussetzung für Selbstverantwortung und Selbstsorge ist, sich selbst ohne Vorbehalte anzunehmen. Aufrichtige und liebevolle Selbstannahme ist nicht zu verwechseln mit eitler Selbstsucht. Echte Selbstannahme ist der beste Schutz vor Selbstsucht. Denn wer sich nicht angenommen hat, läuft einem Wunschbild nach. Und weil er weiß, dass er diesem Bild nicht entsprechen kann, ist er zutiefst unsicher. Wer kein eigenes Ja zu sich findet, betrachtet sich ausschließlich durch die Brille anderer Leute. Loben sie ihn, kann er nicht genug davon bekommen. Wird er kritisiert, ist er am Boden zerstört. Er ist geradezu süchtig nach der Zustimmung seiner Umgebung, er braucht sie wie die Luft zum Atmen. Er lebt in einer

Rolle, mit der er hofft die gewünschte Bestätigung zu finden. Nicht selten sind es sogar wechselnde Rollen, die er spielen muss. Wahre Selbstannahme heißt jedoch, dass Sie nicht nur das annehmen, was Ihnen gefällt, sondern auch zu den unerwünschten oder unangenehmen Seiten Ihrer Persönlichkeit und Lebensverhältnisse stehen. Die Annahme Ihrer Persönlichkeit, Ihres gesamten Lebens, mit allem, was dazugehört, ist die Voraussetzung zu einem authentischen Leben.[46]

Wer stark sein will, muss es aushalten können, ab und zu ganz schwach zu sein. Starke, die das nicht schaffen, scheitern letztlich gerade an ihrer Stärke. Keine innere Kraft, und sei sie noch so ausgeprägt, ist unerschöpflich. Kulturen, die auf ein Herdfeuer angewiesen sind, betrachten es als eine Kostbarkeit und hüten es sorgsam, damit es nicht zu Asche zerfällt. So müssen auch unsere inneren Kräfte gehegt und gepflegt werden, wenn sie uns dauerhaft zur Verfügung stehen sollen. Auf welche Weise auch immer Sie Ihre Stärke am meisten einsetzen: Dieselbe Kraft, die Sie in die Überforderung zu bringen droht, können Sie nutzen, um sich daraus zu befreien oder gar nicht erst hineinzugeraten. Indem Sie diese in eine andere Richtung lenken, kommen Sie in Balance.

Wozu sollten sich Starke überhaupt die Mühe machen, ihr Verhalten zu ändern? Warum nicht einfach so weitermachen solange es geht? Der Rest wird sich dann schon finden. Solange sie im Kräftegleichgewicht sind, also immer wieder auftanken, was sie abgeben, ist das auch in Ordnung. Es hebt natürlich das Selbstwertgefühl, wenn man auch stärkeren Belastungen gewachsen ist und mit vielfältigen Veränderungen und anspruchsvollen Stresssituationen gut zurechtkommt. Tatsache ist jedoch, dass auch immer mehr starke und belastbare Menschen chronisch erschöpft sind und sich permanent gestresst fühlen. Resilienz als Bündel von effektiven Lebensstrategien beinhaltet eben auch die Bereitschaft, die Grenzen der eigenen Belastbarkeit realistisch wahrzunehmen und die Fähigkeit, auch eigene Schwäche, Misserfolge oder drohende Einschnitte annehmen zu können. Das bedeutet, auch aus einer solchen Lage heraus über wirksame Strategien verfügen zu können.

Ein resilienter Lebensstil ist der beste Selbstschutz in Lebenskrisen und schweren Zeiten, in Phasen sich überstürzender Veränderungen und aufgezwungener Reformen. Wenn Dinge im Leben sich schlagartig ändern, bedeutet das, dass man sich neu orientieren muss – und dann vielleicht sogar einen besseren Lebensplan entwickelt. Manche Menschen entdecken nämlich erst durch eine Krise, was sie bislang versäumt haben und welchen Dingen sie künftig mehr Gewicht einräumen wollen. »In einer solchen Phase des Lebens haben wir eine größere Nähe zum Unbewussten, zu neuen Ideen, auch zu anderen Menschen«, weiß die Psychotherapeutin Verena Kast.[47] Dabei entdecken wir neue Facetten unserer eigenen Identität, wir werden wieder stimmiger mit uns selbst, gewinnen größere Klarheit über unsere Ziele, werden meistens auch eigenständiger und gewinnen an Selbstvertrauen.

Auch vermeintlich schwache oder oberflächliche Menschen haben ihre Momente, wo sie das genau passende

Wort sagen oder genau das Notwendige (Not wendende) tun, das jemand anderem den Anstoß gibt sich aufzurichten. Und so haben vermeintlich starke Menschen ihre Momente, wo ihnen das eben nicht gelingt, wo sie ihre Grenzen spüren, wo ihnen einfach nichts Brauchbares einfällt, das sie sagen oder tun könnten. Gerade starke Menschen unterliegen aber nicht selten einem Anspruch auf Vollkommenheit. Am liebsten wollen sie Probleme, Kummer und Leid aus der Welt schaffen und Erfolge, Lebensfreude und Glück festhalten. Doch es gibt nicht Glück oder Leid, immer ist beides da. Großes Leid und tiefer Kummer lassen sich nicht überwinden, indem Sie stattdessen das Glück herbeizaubern, sondern indem Sie auch wieder Glück sehen. Dann machen Sie die Erfahrung größerer Tiefe, die Sie reifer und gelassener und authentischer werden lässt. Diese Tiefe erlaubt Ihnen, Ihre Stärke zu bewahren, indem Sie auch Schwäche zulassen, und lässt Sie nicht vergessen, dass Sie Momente oder Zeiten der Schwäche brauchen, um Ihre Stärke nicht zu verlieren.

6. Das Leben meistern – Übungsfelder im Alltag

6.1 Wege zu mehr Optimismus

Hoffnung ist nicht die Überzeugung,
dass etwas gut ausgeht,
sondern die Gewissheit, dass etwas Sinn macht, egal wie es ausgeht.

Václav Havel

Mehr Optimismus

- Gedankenkontrolle: Steuern Sie Ihre Denkgewohnheiten.
- Selbstzuschreibung: Machen Sie aus einer Ereignis-Maus keinen Bedeutungs-Elefanten.
- Kompetenzinseln: Bringen Sie Ihre Talente ans Licht.

- Positive Sprache: Wie reden Sie eigentlich mit sich?
- Geistige Nahrung: Achten Sie auf das, was Sie zu sich nehmen.
- Differenzierung: Schwimmen Sie gegen den Strom der pessimistischen Gemeinplätze.
- Humor und Lachen: Was sind Ihre Glücksbringer?

Gedankenkontrolle: So steuern Sie Ihre Denkgewohnheiten

Was Sie denken, bestimmt, wie Sie sich fühlen. Pessimistische Gedanken demoralisieren und entmutigen. Wer überzeugt ist, dass er immer wieder respektlos behandelt wird, ruft durch seine unbewussten Signale genau diese Reaktion hervor. Er achtet auf jedes Anzeichen, dass es so sein könnte, und sieht sich so in seiner Überzeugung bestärkt. Die Gedankenkontrolle in belastenden Situationen durchbricht diesen Teufelskreis von negativen Erwartungen und Bestätigungen. Jeder Mensch hat andere wunde Punkte und Empfindlichkeiten, die solche negativen Schleifen auslösen können. Diese eigenen »Knöpfe« und ihre emotionale Wirkung kennen (lernen) heißt, zu verstehen, in welchen wiederkehrenden Situationen Ihr Optimismus erschüttert werden kann.

Relativierung

Wenn Ihre automatischen Gedankenabläufe Ihnen den Mut nehmen, Sie verzagt oder wütend stimmen, sagen Sie innerlich »Stopp!«. Setzen Sie ermutigende oder beruhigende Gedanken dagegen. Resiliente Menschen stärken ihren Optimismus, indem sie sich sagen:

»Es geht vorbei.« Machen Sie sich bewusst, dass schlimme Ereignisse, unangenehme Situationen und negative Gefühle vorübergehend sind. »Nach Regen kommt Sonne!« Richten Sie Ihre Aufmerksamkeit darauf, wie Sie die Situation am besten überstehen, und wie es danach weitergehen kann.

»Es ist begrenzt.« Machen Sie sich klar, dass jeder Fehlschlag und jede Enttäuschung ein Einzelfall sein kann. Machen Sie sich immer wieder bewusst, wie begrenzt eine negative Erfahrung ist. Vergewissern Sie sich, in welchem Zusammenhang sie gar nicht zutrifft und für welche Ihrer Lebensbereiche sie ohne Bedeutung ist.

»Es liegt nicht nur an mir.« »Es passiert nicht nur mir.« Suchen Sie gezielt, welche Gründe und Erklärungen für Nackenschläge auch bei anderen Menschen oder bei den Umständen zu finden sind, statt sich mit Selbstanklagen zu quälen. Wenn Sie arbeitslos werden, teilen sie dieses Schicksal mit Millionen anderen allein in Deutschland. Und in vielen Fällen haben die Betroffenen selbst gar keinen Einfluss auf die Entwicklungen und Entscheidungen, die dazu geführt haben. Sie haben es aber in der Hand, wie Sie mit dieser Situation umgehen. Bevor Sie in Selbstmitleid zu versinken drohen, machen Sie sich bewusst, dass auch andere Menschen Pech oder Unglück zu ertragen haben. Orientieren Sie sich an denen, die konstruktiv damit umgehen.

Realistischer Optimismus

Der Optimismus resilienter Menschen nimmt die Realität wahr und leugnet nicht die Schwierigkeiten. Stellen Sie sich vor, Sie sind sehr erschöpft von einem Tag mit lauter Pannen und nervenden Kleinigkeiten. Mit resilientem Optimismus sagen Sie sich dann: »Ich fühle mich gerade ziemlich kaputt. Ich hatte einen wirklich anstrengenden Tag. Heute Abend brauche ich Ruhe. Ich werde mich in die Badewanne legen und meine neue CD hören. Dann sieht die Welt wieder anders aus. Und morgen werde ich anregen, dass wir den Telefondienst auf mehrere Leute verteilen.« Auch noch so großer Optimismus kann Sie nicht vor Enttäuschung, Pech oder Unglücklichsein bewahren. Aber indem Sie sich auf das Positive konzentrieren statt auf die Negativität, spüren Sie, wie Ihnen neue Energie zufließt. Und dann entdecken Sie Möglichkeiten, was Sie selbst tun können, die Sie vorher einfach nicht gesehen haben.

❁ Bahnen Sie den Weg für optimistische Denkmuster
Gerade ungünstige Voraussetzungen bieten also ein ideales Trainingslager, um Vertrauen in sich selbst, in wohlwollende Menschen oder in den Lauf der Dinge wachsen

zu lassen. Dieser Optimismus zeigt sich nämlich gerade darin, dass Sie *trotz* der Schwierigkeiten und *obwohl* die Situation scheinbar nachteilig ist an gute Erfahrungen anknüpfen und daraus Zuversicht gewinnen.

Beispiele:

Statt zu resignieren: »Wir waren eben immer arm.«

Obwohl meine Eltern wenig Geld hatten, …	… haben sie mir Vertrauen in die Zukunft vermittelt.

Statt zu verzagen: »Schon in der Schule wurde ich zur Versagerin erklärt.«

Mein Lehrer hat mir prophezeit, dass aus mir nie etwas werden würde.	Trotzdem arbeite ich heute erfolgreich als Musikerin.

Statt abzustempeln: »Mein Mann hatte eben eine lieblose Kindheit.«

Mein Mann wurde von seiner Mutter ins Heim abgeschoben.	Trotzdem ist er ein liebevoller Vater geworden.

Was sind Ihre typischen entmutigenden Gedanken? Welche »Obwohl«- oder »Trotzdem«-Sätze fallen Ihnen statt düsterer Prognosen dazu ein?

✎ ______________________	✎ ______________________
✎ ______________________	✎ ______________________
✎ ______________________	✎ ______________________

Sammeln Sie und ergänzen Sie Ihre Liste von Zeit zu Zeit. Rufen Sie sich diese Erfahrungen in Erinnerung, wenn Sie

Gefahr laufen, sich durch Hindernisse, Rückschläge oder ungünstige Bedingungen niederdrücken zu lassen. Dann ändert sich die Perspektive und Sie schaffen sich eine gedankliche Basis für Zuversicht.

Positive Sprache

Die Sprache ist nicht nur der Ausdruck unserer Gedanken. Sie ermöglicht und formt unsere Denkprozesse. Wenn Sie optimistisch denken wollen, pflegen Sie eine positive Sprache. Unser unbewusster Verstand verarbeitet keine Verneinungen, sondern konzentriert sich auf den Rest der Botschaft. »Lass dich nicht übers Ohr hauen!« ist daher ein Gedanke, der es ziemlich wahrscheinlich macht, dass man nicht ohne Einbußen oder das unangenehme Gefühl, übervorteilt worden zu sein, davonkommt. Für Ihr Unterbewusstsein ist es leichter, Ihren Optimismus zu unterstützen, wenn Sie ihm positiv versichern: »Ich vertrete meine Interessen.«

❁ Kultivieren Sie eine positive Sprache

Negative Sprache	Positive Sprache
Das war bloß ein Glückstreffer.	Ich kann günstige Umstände gut nutzen.
Nächstes Mal werde ich mich beschweren.	✎ ______________________
Ich werfe ihr vor, dass sie mich versetzt hat.	✎ ______________________

Ihre Beispiele:

✎ ______________________ ✎ ______________________

✎ ______________________ ✎ ______________________

✎ ______________________ ✎ ______________________

So ändern Sie ein negatives Selbstbild

Oft merken wir gar nicht, wie wir eine negative Vorstellung von uns selbst erhärten, weil wir unseren gewohnten Denkmustern unbewusst folgen. Schärfen Sie Ihre Selbstwahrnehmung und bitten Sie um Rückmeldung von wohlgesinnten Menschen, um zu erkennen, wo sie negativ mit sich selbst umgehen.

Die Wirkung der positiven Sprache gilt für alle inneren Monologe. Es hat eine große Auswirkung, wie Sie mit sich selbst sprechen. Ihre Botschaften an sich selbst formen Ihr Selbstbild. Widerstehen Sie selbst herabsetzenden Zuschreibungen. Werden Sie wachsam dafür, wann Sie sich selbst abwerten, und ändern Sie Ihre Gedanken und Äußerungen.

❁ Stärken Sie Ihr Selbstbild

Beispiele:

»Ich bin eben ungeschickt!«	»Mir ist etwas heruntergefallen.«

Statt sich selbst verallgemeinernd abzuwerten, stellen Sie sachlich die Tatsachen fest.

»Wenn ich doch nur besser aufgepasst hätte!«	»Das nächste Mal stelle ich sicher, dass die Daten gesichert werden.«

Statt sich zu tadeln, ziehen Sie Ihre Lehre aus der Erfahrung.

»Warum habe ich mich nur darauf eingelassen?«	»Das nächste Mal entscheide ich selbst, welche Aufgaben ich übernehme.«

Statt nutzlos zu grübeln, bahnen Sie sich den Weg zu selbstbestimmtem Handeln.

Achten Sie einmal darauf, welche Selbstzuschreibungen Sie automatisch abspulen und ändern Sie die, die negativ sind und Sie herabsetzen.

Ihre Beispiele:

Herabsetzender Gedanke / Aussage	Wertschätzender Gedanke / Aussage
✎ ______________________	✎ ______________________
✎ ______________________	✎ ______________________
✎ ______________________	✎ ______________________

Resiliente Menschen wissen, dass sie nicht allwissend und allmächtig sein müssen, um ein gutes Selbstwertgefühl zu haben. Doch sie machen sich bewusst, welche besonderen Talente sie haben, und pflegen sie. Verbringen Sie Zeit mit Aktivitäten, die Ihre Interessen und Stärken zum Ausdruck bringen. Das nährt Ihr körperliches und seelisches Wohlergehen und stärkt Ihr Bewusstsein, zu positiven

Verhältnissen persönlich beizutragen. Dann kommen Sie viel leichter mit den Situationen zurecht, in denen Sie mit Ihren Schwächen und Empfindlichkeiten konfrontiert werden.

So ändern Sie ein negatives Weltbild

Die Häufung negativer Ereignisse und Bewertungen in Schlagzeilen, Gerüchten und Neuigkeiten macht uns ungehalten, defensiv und ängstlich. Dabei verlieren wir aus den Augen, dass der Mitteilungswert gerade darin liegt, dass diese Ereignisse eben nicht der Normalfall sind. So entsteht leicht die Vorstellung, dass wir in einer Welt leben, in der nur Gewalt, Betrug, Korruption und Egoismus herrschen. Wir gewinnen den Eindruck, dass es naiv und weltfremd wäre, etwas Positives zu erwarten oder zu glauben, es würde etwas bringen, sich anders zu verhalten. Erst wenn Sie sich bewusst machen, wie viel Positives es gibt, finden Sie den Schwung und die Möglichkeiten, an der Stelle etwas gegen Missstände zu unternehmen, an der Sie Einfluss haben.

❁ Differenzieren Sie negative Verallgemeinerungen
Achten Sie bewusst darauf, wo ungünstige Vorkommnisse verallgemeinert werden oder aus Verhaltensweisen und Einzelerfahrungen generalisierte negative Schlussfolgerungen gezogen werden. Setzen Sie eine differenziertere Sicht dagegen, die zuversichtlich stimmt und alternative Erklärungsmuster offen lässt.

Negative Verallgemeinerung	Differenzierte Sichtweise
Es bringt nichts, sich in diesem Laden Gedanken zu machen.	Meine Vorschläge sind beim Vertriebsleiter abgeblitzt.
Meine Kinder nehmen mich nicht ernst.	Mein Sohn hat seine frisch gebügelten Sachen einfach auf einen Haufen geworfen.

Ihre Beispiele:

✎ ______________________	✎ ______________________
✎ ______________________	✎ ______________________

Viele Menschen legen großen Wert auf eine gesunde Ernährung, kümmern sich aber weitaus weniger darum, welche geistige Nahrung sie sich tagtäglich ungefiltert zuführen und welche Wirkung diese in ihrem Denken und Fühlen entfaltet. Wie unser Körper so verarbeitet auch unser Gehirn zuerst das, womit wir es füttern. Es geht nicht darum, Unglück und Schrecken zu negieren oder Einwände nicht zuzulassen. Aber wenn Sie sich einseitig mit dieser Seite beschäftigen, werden Sie mutlos, antriebslos oder zynisch – und es ändert sich nichts an den Problemen selbst. Erst wenn Sie sich bewusst machen, wie viel Positives es gibt, finden Sie den Schwung und die Möglichkeiten, an der Stelle etwas gegen Missstände zu unternehmen, an der Sie Einfluss haben.

Optimismus ist die Voraussetzung dafür, positiv zu handeln und zu wirken. Optimistisch sein bedeutet, angesichts von Schwierigkeiten, Ungerechtigkeiten und Leiden Hoffnung und Zuversicht zu haben und zu wecken. Kranke brauchen Hoffnung, damit eine Heilung oder Besserung überhaupt möglich ist. Benachteiligte brauchen genau wie diejenigen, die sich für sie einsetzen, die Zuversicht, dass die Verhältnisse sich ändern lassen. Ihren Optimismus zu stärken, ist nicht nur wichtig, damit Sie sich besser fühlen, sondern auch, damit Sie in der Welt etwas bewirken können. Dazu müssen Sie denen entgegenwirken, die uns glauben machen wollen, dass es keine Lösung gebe, dass alles schlechter werde und keiner unbestechlich sei. Achten Sie bewusst darauf, wo negative Vorkommnisse verallgemeinert werden, und setzen Sie eine differenziertere Sicht dagegen, die Mut macht und zuversichtlich stimmt. Nach Roger Crawford[48] haben Optimisten und Pessimisten eines gemeinsam: Früher oder später haben beide Recht. Die Zwischenzeit macht den Unterschied.

Aktivieren Sie Ihren Humor!

Resiliente Menschen sind in der Lage, sich selbst und alles, was das Leben ihnen beschert, mit Humor zu betrachten. Lachen befreit und schafft wohltuenden Abstand zu kleinen und großen Ärgernissen des Alltags und relativiert ihre Gewichtigkeit und Tragweite.

❁ Entdecken Sie Ihre Quellen für Humor und Leichtigkeit

Was bringt Sie zum Lachen? (Menschen, Tiere, Filme, Bücher, Situationen …)

✎ ____

✎ ____

✎ ____

Wie und wann können Sie mehr davon genießen?

✎ ____

✎ ____

Wen haben Sie heute aufgeheitert?

✎ ____

Spielen Sie! Nicht als ehrgeiziger Wettkampf, um zu gewinnen, sondern, indem sie Dinge spielerisch tun. Das kann vom Kochen über Puzzeln oder Pflanzen jede Tätigkeit sein, der Sie sich genussvoll ganz widmen. Nicht das Ergebnis zählt, sondern das selbstvergessene Tun.

Sammeln Sie Tätigkeiten, die Ihnen liegen, und gehen Sie diesen mit Leichtigkeit und Spielfreude nach. Brauchen Sie eine größere Herausforderung? Tun Sie das Gleiche mit einer (derzeit noch) ungeliebten Tätigkeit. Lassen Sie sich überraschen, was sich verändert.

6.2 Wege zu mehr Akzeptanz

Wir können eine Sache nicht verändern ,
wenn wir sie nicht akzeptieren.
Carl Gustav Jung

Mehr Akzeptanz

- Geduld: Akzeptanz ist die Ernte – und die kommt am Schluss.
- Phasen: Gefühlschaos und Desorganisation gehören dazu.
- Prinzip des Wandels: Nichts lässt sich festhalten.
- Dauerbrenner Akzeptanz: Welche Kröte(n) haben Sie noch zu schlucken?
- Ohne Wenn und Aber: Ecken und Kanten anderer akzeptieren.
- Meine, deine oder Gottes Angelegenheiten: Wo mischen Sie mit?
- Selbstwahrnehmung: Tatenlos zusehen, was in Ihnen vorgeht.
- Das Gute am Schlechten: Sie bekommen immer das ganze Paket!

Den Prozess zulassen – So kommen Sie der Akzeptanz in Krisen näher

Gesamtgesellschaftlich hat sich der Trend verstärkt, Todesfälle, Schicksalsschläge und Krisen dadurch zu bewältigen, dass man möglichst schnell wieder zur gewohnten Tagesordnung übergeht. Menschen, die rasch weitermachen, als ob nichts geschehen wäre, gelten als besonders stabil und belastbar. Doch Krisen sind Erwartungsbrüche. Es ist etwas geschehen, das unser Denken und Fühlen erschüttert, und für das wir keine Verhaltensgewohnheiten zur Verfügung haben. Wenn wir diese Erschütterung nicht zur Kenntnis nehmen, übergehen wir auf Dauer die notwendige Neuordnung unserer Gefühle und Gedanken. So verhindern wir den intensiven Prozess, durch den wir zu wahrer Akzeptanz gelangen können: die Realisierung und Verarbeitung des Geschehenen, die individuelle Anpassung an die veränderte Situation und die Integration in die Gesamtheit unserer Lebenserfahrungen.

Bei der Bewältigung existenzieller Einschnitte gehört es zum normalen Ablauf, dass Menschen ein Wechselbad von Gefühlen und Gemütslagen durchlaufen, bevor sie das Geschehene akzeptieren und ihren Frieden wiederfinden können. Akzeptanz ist also nicht einfach zu haben, sondern sie ist das Ergebnis intensiver innerer Arbeit. Verschaffen Sie sich in einer solchen Krise angemessene Rahmenbedingungen für diese Arbeit oder bitten Sie vertraute Menschen, dafür zu sorgen:

Schonräume: Begeben Sie sich an einen geschützten Ort, wo Sie einfach *sein* können. Der geschützte Ort ist für manche ein bestimmter Raum oder ein Sessel, für andere ist es ein Platz in der Natur, in einem Park oder in einem Kloster. Manchmal genügt es schon, in Gedanken an diesen Ort zu gehen, um zu sich selbst zu kommen.

Menschen: Manche finden ihren geschützten Ort in der Gegenwart bestimmter Menschen. Geduldige, einfühlsame Menschen, die in Ruhe da sind. Erlauben Sie sich auch, sich von Menschen zurückzuziehen, durch deren Gegenwart Sie sich belastet oder belästigt fühlen. Sie müssen nicht auf jede Nachfrage eingehen, nicht jeden Besuch empfangen und nicht jeden Anruf entgegennehmen, auch wenn es noch so gut gemeint sein mag. Sie brauchen Ihre Energie jetzt für sich und Ihre eigene Geschichte.

Zeit und Zeiten: Nehmen Sie sich Zeit, die Realität nach und nach aufzunehmen. Wenn es Ihnen hilft, sich zu beschäftigen und Ihren normalen Tagesablauf beizubehalten, reservieren Sie bestimmte Zeiten, in denen Sie ungestört Ihren Gedanken nachhängen und Ihren Gefühlen freien Lauf lassen, damit Sie Ihren Verarbeitungsprozess nicht durch permanente Geschäftigkeit blockieren. Setzen Sie sich nicht unter Druck, ständig funktionieren zu müssen. Sie sind in einem Ausnahmezustand.

Geduld: Auch wenn es paradox klingt: Versuchen Sie zu akzeptieren, dass Sie vorläufig das Geschehene nicht annehmen können. Geben Sie die Hoffnung nicht auf, dass es unter Umständen eines Tages geht. Vielleicht können Sie auch die große Herausforderung unterteilen: Was davon kann ich jetzt schon akzeptieren? Was könnte ich vielleicht bis zum Sommer (bis zu meinem Geburtstag, bis zum Ende des Jahres) akzeptieren? Wofür brauche ich vermutlich noch länger Zeit?

❁ **Akzeptanz ist ein Prozess innerer Arbeit. Versorgen Sie sich gut dafür.**

Wo ist für Sie ein geschützter Ort?

✎ ______________________________________

✎ ______________________________________

Wie und wann können Sie sich dorthin begeben?

✎ ______________________________________

✎ ______________________________________

Was brauchen Sie dort noch?

✎ ______________________________________

✎ ______________________________________

Wen möchten Sie bei sich haben? Wen nicht?
Wie können Sie das bewerkstelligen?

✎ ______________________________________

✎ ______________________________________

Wie schaffen Sie es, sich selbst in Ruhe zu lassen?

✎ ______________________________________

✎ ______________________________________

So üben Sie eine akzeptierende Haltung im Alltag

Vergleichbare Prozesse durchlaufen wir auch bei weniger existenziellen Krisen. Wie sehr eine Verlusterfahrung Sie mitnimmt, lässt sich im Voraus nicht sagen. Wir sind alle immer wieder mit kleineren und größeren Verlusten konfrontiert: Lebenspartner trennen sich, Kinder verlassen das Elternhaus, Freundschaften lösen sich auf, wir verlieren unsere Arbeit, unsere Jugendlichkeit schwindet, die Kräfte lassen nach, wir verlieren Geld, Eigentum oder das, was wir selbstverständlich für unser Recht hielten. Manchmal glauben wir schon, »die Krise zu kriegen«, weil uns jemand die letzte Kinokarte oder den Parkplatz vor der Nase wegschnappt. Solche alltäglichen Vorkommnisse bieten Ihnen ein unerschöpfliches Übungsfeld, Ihre Bereitschaft und Fähigkeit zur Akzeptanz auszubauen. Wenn Sie andererseits verstehen lernen, dass Sie nichts im Leben festhalten können, und diese grundsätzliche Erkenntnis akzeptieren, ist der Weg gebahnt, auch in banalen Situationen des Alltags Akzeptanz hervorbringen zu können. Wir wissen nicht, wie lange wir und unsere vertrautesten Menschen leben. Krankheiten oder Unfälle können uns ereilen und unsere heile Welt kann jederzeit in den Grundfesten erschüttert werden. Wer sich immer wieder bewusst macht, dass er solche Einschnitte nicht verhindern kann, lehnt sich bei banalen Ärgernissen viel weniger auf. Seien Sie aufmerksam dafür, was Ihr nächster »Trainingsball« sein könnte und spielen Sie ihn entsprechend zurück: Worüber regen Sie sich (immer wieder) auf, obwohl Sie es nicht ändern können?

Ohne Wenn und Aber – So lernen Sie, andere zu akzeptieren

Akzeptanz ist der Resilienzfaktor, den wir am meisten brauchen, wenn wir mit Dingen konfrontiert sind, die wir nicht ändern können. Im Umgang mit anderen Menschen zeigt sich Akzeptanz meistens nicht darin, dass wir etwas tun, sondern dass wir etwas lassen. Wir haben unsere eigenen Vorstellungen, was gut und richtig ist, und gezielte Erwartungen an andere, wie sie sich verhalten sollten. Oft fällt es uns umso schwerer, zu akzeptieren, dass andere ganz anders denken, fühlen und handeln, als wir es gerne hätten, je näher sie uns stehen. Verhaltensweisen, die wir bei der jungen Kollegin mit freundlichem Verständnis oder auch Unverständnis hinnehmen, bringen uns bei der eigenen Tochter auf die Palme. Was wir dem Sportkumpel locker »durchgehen« lassen, zieht beim eigenen Partner eine Gardinenpredigt nach sich. Natürlich sind im Zusammenleben immer wieder die gemeinsamen Werte und Vorstellungen anzupassen und die Spielregeln auszuloten. Machen Sie sich aber bewusst, dass die Gefühle, Gedanken und Reaktionen anderer (auch die der eigenen Partner, Kinder und Eltern!) deren »Königreich« sind und zu den Dingen zählen, die Sie nicht ändern können. Es steht Ihnen auch nicht zu. Respektieren Sie die eigene Sphäre der anderen. Akzeptieren Sie, dass diese ihren eigenen Willen und ihren eigenen Persönlichkeitsstil haben. Vielleicht fällt es Ihnen leichter, wenn Sie sich ehrlich eingestehen, wie Sie selbst reagieren würden, wenn andere versuchen würden, auf die gleiche Weise auf Sie einzuwirken.

❁ Üben Sie, andere ohne Wenn und Aber zu akzeptieren

Akzeptanz kennt keine Vorbehalte. Das bedeutet keineswegs, dass Sie das Verhalten anderer gutheißen. Sie gestehen ihnen aber das Recht auf ihre eigene Sichtweise und Handlungsfreiheit zu und verzichten darauf, zu urteilen und Recht zu haben. Andere zu akzeptieren, ohne Bedingungen zu stellen – das ist innere Unabhängigkeit, Versöhnlichkeit und Liebe.

Statt Bedingungen zu stellen …	… vorbehaltlos akzeptieren
Wenn mein Chef mich bei wichtigen Entscheidungen mehr einbeziehen würde, dann …	Ich leiste meinen Beitrag und tue mein Möglichstes, damit unser neues System funktioniert.
Ich wäre bereit, ihr zu verzeihen, aber dann müsste sie erst …	Ich bin bereit ihr zu verzeihen. Punkt
Welche Vorbehalte beeinträchtigen Ihre Akzeptanz?	Zu welchem Ergebnis kommen Sie, wenn Sie keine Bedingungen stellen?
✎ ____________________	✎ ____________________
✎ ____________________	✎ ____________________

Annehmbar – So lernen Sie, sich selbst zu akzeptieren

Besonders schwierig wird es für einige Menschen, wenn es um Versöhnlichkeit und Akzeptanz sich selbst gegenüber geht. Manche gehen streng mit sich ins Gericht, was ihre eigenen Schwächen oder Einschränkungen angeht. Andere haben sich noch nicht mit ihrer Lebensgeschichte versöhnt. Sie trauern ungenutzten Chancen hinterher oder sind verbittert über Entscheidungen, die sie gefällt oder auch nicht gefällt haben. Manche hadern damit, dass ihnen nicht alle Möglichkeiten in ihrem Leben offen gestanden haben, oder dass ihnen ihre Herkunftsfamilie bestimmte Dinge nicht bieten oder mitgeben konnte. Nicht wenige machen sich immer wieder selbst wegen angeblicher oder tatsächlicher Unzulänglichkeiten nieder.

Selbstakzeptanz ist keine eitle Selbstgefälligkeit, die Schwächen und Probleme leugnet, Unzulänglichkeiten zudeckt und sich selbst nur im vorteilhaftesten Licht sieht. Die Voraussetzung dafür, sich selbst wirklich akzeptieren zu können, ist sich selbst *wahr*zunehmen. Für *wahr* nehmen, was ich beobachte, bedeutet nichts anderes, als sich der *Wahrheit* zu stellen, dass es Anteile in meinem Fühlen, Denken und Handeln gibt, die ich am liebsten verdrängen würde. Manches an mir und in mir möchte ich vielleicht einfach nicht *wahrhaben*. Doch zu wirklicher Akzeptanz kann ich nur kommen, wenn ich zuvor ungeschminkt zur Kenntnis genommen habe, was es zu akzeptieren gibt.

Das erreichen Sie, wenn Sie immer mal wieder innehalten, um zu sich selbst zu kommen. Eine verbreitete Meditationsübung regt an:

Nimm dich aufmerksam – absichtslos – akzeptierend wahr.

- Aufmerksam heißt konzentriert zu sein, sich von nichts ablenken zu lassen, immer wieder zur Selbstbeobachtung zurückzukehren, wenn die Gedanken abschweifen.
- Absichtslos bedeutet auf jede Bewertung und Einflussnahme zu verzichten. Den Atem kommen und gehen lassen, ohne ihn bewusst vertiefen oder verlangsamen zu wollen.
- Akzeptierend heißt sich dem zuzuwenden, was ich an mir oder in mir ablehne. Es gehört zu mir. Es ist ein Teil von mir, der auch angenommen werden will.

Wenn Sie sich regelmäßig Zeit für diese Übung nehmen, werden Sie vielleicht überrascht sein, wie »einfach« es ist, sich selbst näher zu kommen. Vielleicht starten Sie am Anfang mit wenigen Minuten und steigern die Zeit nach und nach auf zwanzig Minuten. Oder Sie fangen damit an, sich einmal in der Woche dafür zurückzuziehen. Es lohnt sich. Sie lernen Ihre Gefühle, Gedanken und Bewältigungsstrategien von innen heraus kennen und gewinnen auf Dauer eine heilsame Balance zwischen einem naivselbstzufriedenen und einem überkritischen Umgang mit sich selbst.

Fahndungsziel – So erkennen Sie das Gute im Schlechten

In der energetischen Psychologie gibt es eine Methode[49], die durch Klopftechniken körperliche Blockaden zu lösen versucht, die auf der gedanklichen und emotionalen Ebene verursacht werden. In der Regel wird als erstes der Kernsatz: »Auch wenn ich [dieses Problem, diese Überzeugung oder diese ungeliebte Gewohnheit habe], liebe und akzeptiere ich mich voll und ganz« durch Klopfen verankert. Das Ziel ist, die Existenz dieser Einschränkung anzuerkennen, und sich gleichzeitig einzuprägen, dass sie ein Teil von uns ist und unseren Selbstwert grundsätzlich nicht in Frage stellen kann. Häufig wollen wir etwas auf der bewussten Ebene, während wir auf der unbewussten Ebene dagegen steuern. Innere Widerstände sind ernst zu nehmende Einwände und haben einen »guten Grund«, auch wenn der tiefere Sinn noch verborgen ist. Das ist eine Grundannahme der humanistischen Psychologie und eine Voraussetzung dafür, sich selbst *mit* seinen inneren Widersprüchen zu akzeptieren. Erst wenn Sie Ihren inneren Widerstand gegen Ihre Vorsätze und Veränderungsabsichten wahrnehmen und anerkennen, statt ihn zu bekämpfen, können Sie herausfinden, was er Ihnen sagen will. Gerade durch Widerstände entwickeln Sie eigene kreative Wege und erreichen ein Gesamtergebnis, das Ihnen und Ihren individuellen Bedürfnissen unter Umständen mehr entspricht, als wenn alles von Anfang an glattgegangen wäre. Sich solche Erfahrungen in Erinnerung zu rufen, macht es leichter, Akzeptanz gegenüber dem zu entwickeln, was sich querlegt.

Die Fähigkeit, das Gute im Schlechten zu sehen, ist eine Grundkompetenz für mehr Akzeptanz, auch wenn es darum geht, andere Menschen oder Ereignisse zu akzeptieren. Üben Sie, in allem was Ihnen zunächst schwierig und problematisch erscheint, auch zu erkennen, was das Gute daran ist. Machen Sie es zum Denksport. Entwickeln Sie ruhig den Ehrgeiz, in einer misslichen Lage oder einem problematischen Verhalten eines Mitmenschen mindestens drei Vorteile zu finden. Sie werden sehen, dass diese mentale Gymnastik Ihre neuronalen Netze und Denkmuster genauso trainiert wie Bewegung Ihre Muskeln.

❁ Entdecken Sie die andere Seite der Medaille

Das können ganz banale Alltagsvorkommnisse sein wie zum Beispiel:

Negative Vorkommnisse:	**Was ich dadurch gewonnen habe:**
Ausgerechnet heute habe ich meinen Schlüssel vergessen.	1. Ich habe meine neue Nachbarin kennen gelernt. 2. Ich habe bei ihr in Ruhe einen Cappuccino getrunken, bis mein Mann nach Hause kam. 3. Ich konnte nicht mehr »noch schnell« zum Sport fahren und hatte einen ruhigen Abend.

Ihre Beispiele:

✎ ____________________	✎ ____________________
	✎ ____________________
	✎ ____________________
✎ ____________________	✎ ____________________
	✎ ____________________
	✎ ____________________

In existenziellen Situationen nehmen wir oft für lange Zeit nur die schmerzhafte Seite des Verlustes wahr. Wenn Sie diese Art zu denken an Ärgernissen des Alltags trainieren, gelingt es Ihnen nach einer Zeit des Zorns oder der Trauer eher zu erkennen, zu welchen positiven Erfahrungen/Erlebnissen das letztendlich bei aller Schwere *auch* geführt hat. Und vielleicht finden Sie dabei sogar Aspekte, die Sie nicht mehr missen möchten.

Negative Vorkommnisse:	**Was ich dadurch gewonnen/gelernt habe**
Mein Mann hat mich betrogen.	1. Ich habe diese graue Ehe verlassen. 2. Ich habe mir einen neuen Job gesucht. 3. Ich bin nach X gezogen. 4. Ich habe Y kennen gelernt.

Wenn mein Vorgesetzter bei der Beförderung nicht den Kollegen X vorgezogen hätte ...

1. ... wäre ich noch lange (für immer) in der Firma geblieben.
2. ... hätte ich mich nicht neu orientiert.
3. ... hätte ich niemals meine Talente im Vertrieb entdeckt.
4. ... hätte ich meine jetzige Stelle nie bekommen.

Ihre Beispiele:

✎ ______________________ ✎ ______________________

✎ ______________________

✎ ______________________

✎ ______________________ ✎ ______________________

✎ ______________________

✎ ______________________

Wenn Sie sich angewöhnen, nach dem Guten im Schlechten zu fahnden, werden Sie lockerer, fröhlicher und regen sich viel weniger auf. Das heißt nicht, dass Sie es toll finden müssen, dass Sie Ihr Handy ausgerechnet dann vergessen hatten, als Sie die Autopanne hatten. Aber vielleicht haben Sie Hilfsbereitschaft erfahren, mit der Sie gar nicht gerechnet hätten – und die Sie sonst auch nicht erlebt hätten, weil Sie sofort Ihre Werkstatt angerufen hätten. Sie müssen es keineswegs rückhaltlos begrüßen, dass

Ihre Eltern sich getrennt haben. Aber vielleicht hätten Sie sonst eine Seite Ihres Vaters nie kennen gelernt und die besondere Beziehung, die sich danach zu ihm entwickelt hat, nie erlebt. In komplexen Situationen gibt es in der Regel mehrere Aspekte. So wie in allem Schlechten auch ein Gewinn steckt, so hat auch das Gute, das uns widerfährt, seine Nachteile. Ob etwas gut oder schlecht ist, ist eine Frage unserer Perspektive. Entscheidend ist, wie wir darauf reagieren. Resiliente Menschen akzeptieren, dass die Dinge nicht eindeutig sind. Sie versuchen aus dem, was ihnen widerfährt, etwas Gutes zu machen. Jemand gründet eine gemeinnützige Stiftung, weil er sich aufgrund seines eigenen Schicksals den Auftrag gibt, etwas für Menschen in ähnlichen Situationen zu tun. Ein Ehepaar, das auf tragische Weise zwei Kinder verloren hat, engagiert sich in der Beratung und Begleitung verwaister Eltern. Eine Lehrerin versöhnt sich damit, dass ihr der Lebenstraum einer eigenen Familie versagt bleibt, und wendet sich in besonderem Maße Schülern aus schwierigen Elternhäusern zu. Auch wenn Sie harte Zeiten durchmachen: Grübeln Sie nicht immer wieder, was in dem, was Ihnen widerfahren ist, der Sinn sein könnte. Schaffen Sie den Sinn selbst durch die Art und Weise, wie Sie darauf reagieren.

6.3 Wege zu mehr Lösungsorientierung

Es geht immer auch anders.
Thomas Mann

Mehr Lösungsorientierung

- Immer ein Haar in der Suppe: Gesellschaftliche und individuelle Problemorientierung.
- Das große Klagen: Raus aus der Problemhypnose!
- Der Stein des Anstoßes: Kleine Ursache, große Wirkung.
- Ausrichtung der Aufmerksamkeit: Die Lösung lauert überall!
- Statt Instant–Lösungen: Optionen schaffen und erweitern.
- Keine Ahnung? Wissen als Grundlage für Kreativität – neue Erfahrungsfelder durchforsten.
- Locker bleiben: So geben Sie Ihrem Unterbewusstsein eine Chance.
- Übung macht den Meister: Kreativität nutzt sich nicht ab.
- Glücksgefühle inklusive: Kreativ zu sein macht gute Laune.

So fokussieren Sie Lösungsdenken

Problembewusstsein überwinden

Ob wir in unserer Wahrnehmung, in unserem Denken und Handeln mehr auf Probleme oder mehr auf Lösungen ausgerichtet sind, ist nicht nur eine individuelle Frage. Was uns tagtäglich in den Medien präsentiert wird, untermauert den Eindruck, dass gesamtgesellschaftlich die Problemorientierung dominiert. Artikel, Magazine und Diskussionsrunden beschäftigen sich überwiegend mit Verschlechterungen, Katastrophen und realen oder vermeintlichen Bedrohungen. Doch sind es gar nicht in erster Linie die Themen selbst, die ein einseitiges Problembewusstsein verursachen oder verstärken. Die Art der Darstellung und Auseinandersetzung damit betont Schwierigkeiten, Mängel oder die scheinbare Unvereinbarkeit von Positionen. Selbst hoffnungsvolle Inhalte wie Entwicklungen, Erfolge und positive Zukunftsszenarien werden ausgiebig problematisiert.

Menschen und Gruppierungen, die unverzagt Probleme anpacken und Missstände beseitigen wollen, die sich für eine Idee begeistern und engagieren und die für wichtige Ziele auch das Risiko von Misserfolg oder Blamage eingehen, werden in diesem Sog der Problemhypnose oft genug als naiv und unkritisch belächelt. Statt ihre Energie aufzunehmen und sich an ihrer Strategie zu orientieren, kommentiert man ihre Einstellung und ihr Tun mit vermeintlicher Überlegenheit und einer gewissen Herablassung. Lösungsorientierung scheint eine Haltung zu sein, die zwar immer wieder gefordert wird, die tatsächlich aber dem gesellschaftlichen Trend eher zuwiderläuft.

Lösungsorientierten Sichtweisen Aufmerksamkeit und Geltung zu verschaffen, heißt also häufig, gegen den Strom zu schwimmen. Schulen Sie Ihre Sensibilität, damit Sie eine einseitige Problemorientierung in Beiträgen und Gesprächen wahrnehmen. Widerstehen Sie der Versuchung, auf der Welle des Jammerns und Kritisierens mitzuschwimmen. Arbeiten Sie auf eine wohltuende Balance hin, indem Sie gezielt einblenden, was an positiven Ansätzen und Arbeitsweisen möglich wäre. Stärken Sie Ihren Optimismus, dass die als negativ erlebten Verhältnisse veränderbar sind, und machen Sie sich und anderen bewusst, dass jeder zu positiven Veränderungen und Entwicklungen beitragen, sie vielleicht sogar initiieren kann. Üben Sie sich darin, zu erkennen, welche Gegebenheiten andererseits so sind, wie sie sind, und lernen Sie, diese zu akzeptieren. So schaffen Sie mit einer starken optimistischen und akzeptierenden Haltung die Basis für eine grundsätzlich lösungsorientierte Ausrichtung.

Kleine Veränderung – große Wirkung

Die systemische Lehre definiert Lösungen als Veränderungen eines Teils eines Systems. Jede Veränderung wirkt sich auf andere Teile des Systems aus. Auf diese Weise kann schon eine kleine Änderung in der Einstellung oder im Verhalten einer Person dazu führen, dass sich das ganze System neu organisiert. Diese Auswirkungen zeigen sich unabhängig davon, *warum* ein Problem sich ergeben hat.[50] Jeder Beteiligte kann also an Lösungen mitwirken, indem er etwas verändert, das in seinem Einflussbereich liegt. Wenn Sie die Initiative ergreifen, in einem problemrelevanten Muster Ihrer Kommunikation oder Ihrer Interaktion mit anderen irgendetwas zu variieren, wird das gesamte System darauf reagieren. Achten Sie darauf, was für ein Veränderungsprozess dadurch ausgelöst wird. Sie können natürlich weder voraussehen noch bestimmen, wie andere reagieren, oder auf welche Weise das System sich wieder ins Gleichgewicht bringt. Da im zwischenmenschlichen Bereich ohnehin niemand genau vorhersagen kann, was die »richtigen« Maßnahmen sind, probieren Sie nach dem Prinzip von »Versuch und Irrtum« einfach eine kleine Abwandlung aus. Warten Sie ab, was passiert, und bauen Sie auf dem Ergebnis Ihre nächsten Schritte auf.

Erweitern Sie Ihr Spektrum von Methoden und Handlungsansätzen

Konzentrieren Sie sich auf das, was funktioniert, und lassen Sie alles sein, was nicht funktioniert. Lösungsorientiertes Vorgehen bedeutet in der Praxis, zu beobachten und zu erkennen, was (gut) funktioniert und was nicht. Dann liegt es nahe, all das verstärkt und häufiger zu tun, was zu erwünschten Ergebnissen führt, und alles zu unterlassen, was nicht (gut) klappt. Stattdessen tun aber viele Menschen »mehr und mehr desselben«[51], wenn sie nicht zum Ziel kommen. Sie treiben sich innerlich unnachgiebig an, zum Sport zu gehen; wenn sie es aber trotzdem nicht tun, beschimpfen sie sich selbst und gehen weiterhin nicht hin. Ändert ein Mitarbeiter auf ihre Kritik hin sein Verhalten nicht, äußern sie trotzdem immer weiter Kritik. Auch wenn ihr Partner ihnen nicht zuhört, reden sie dennoch weiter auf ihn ein und machen ihm weiterhin die gleichen Vorhaltungen. Wenn Ihre Vorgehensweise Ihnen nicht das bringt, was Sie damit bezwecken, hören Sie auf damit! Immer wieder Handlungsweisen zu wiederholen, die nicht zum gewünschten Ergebnis führen, führt direkt in die Problemorientierung.[52]

Die Kunst der Lösungsorientierung besteht darin, unterschiedliche Möglichkeiten zur Verfügung zu haben und gezielt da einzusetzen, wo Sie eine Verbesserung für wünschenswert oder nötig halten. Die Voraussetzung dafür, das tun zu können, ist, die Situationen und Kontexte zu analysieren, sich selbst und die Reaktionen anderer aufmerksam wahrzunehmen, und zu evaluieren, welche Möglichkeiten sich wo bewähren. Schaffen Sie sich durch Beobachten, Ausprobieren und Auswerten im Lauf der Zeit ein Repertoire von bewährten und erdenklichen Lösungsstrategien. Trainieren Sie Ihre Fähigkeit, diese flexibel einzusetzen und gleichzeitig offen zu bleiben für neue Varianten. Dieser Lernprozess führt nicht nur dazu, dass Sie mit aktuellen Problemen gut zurechtkommen, sondern bereitet Sie auch auf das Managen künftiger »Probleme« vor. So verbessern Sie Ihre Lösungskompetenz für die Zukunft.

Irgendwas geht immer: So trainieren Sie optionales Denken

Wenn man in der Lage und bereit ist, mindestens drei Möglichkeiten (aus)zudenken, öffnet man den Raum für unzählige weitere Möglichkeiten. Bei nur einer Alternative sehen wir uns in einer Zwangslage, bei zweien sind wir in dem Dilemma, uns für das eine und damit gegen das andere entscheiden zu müssen. Erst ab drei Alternativen haben wir das Gefühl einer echten Wahl. Je gravierender eine Situation für Ihr Leben ist, desto entscheidender ist es, sich möglichst viele Optionen vorstellen zu können. In Alltagssituationen lässt sich das leicht üben, indem Sie es sich zur Gewohnheit machen, erst eine gewisse Anzahl von Möglichkeiten zu sammeln, bevor Sie sich entscheiden. Wenn Sie spontan denken: »Da kann man nur…« oder wenn Sie hören oder selber sagen: »Wir haben keine Wahl!« oder »Da gibt es nur eine Lösung«, sind das gute Impulse dafür, sich im optionalen Denken zu üben. Sie können mit sich selbst wetten, wie viele Alternativen Ihnen einfallen, wenn Sie sich erst einmal darauf einlassen.

Wenn Ihnen selbst nichts mehr einfällt, lassen Sie sich von Freunden, Kollegen oder anderen »Freiwilligen« anregen. Das können Sie real tun oder aber auch in Gedanken. Versetzen Sie sich in Menschen hinein, die ganz anders sind als Sie. Wie würden die reagieren? Oder erinnern Sie sich an die »Helden« Ihrer Jugend in Büchern, Comics oder Filmen. Was war deren Wahlspruch oder Motto? Was würde es bedeuten, wenn Sie diese Lebensweisheiten oder Wahlsprüche sinngemäß auf Ihre aktuelle Situation übertragen würden? Welche Ideen kommen Ihnen dann?

❁ Öffnen Sie Spielräume für kreatives Denken

Sammeln Sie zu einer Angelegenheit, die Sie gerade beschäftigt, oder zu einer Aufgabe, die Sie vor sich haben, möglichst viele unterschiedliche Lösungsmöglichkeiten.

Welche Möglichkeiten fallen Ihnen als erstes ein?

✎ ______________________________

✎ ______________________________

Was könnte sonst noch funktionieren?

✎ ______________________________

✎ ______________________________

Was hat bei anderen/in anderen Fällen schon mal geklappt?

✎ ______________________________

✎ ______________________________

Was wird wahrscheinlich überhaupt nicht gehen?

✎ ______________________________

✎ ______________________________

Auf welche Ideen würden andere Menschen kommen? (Ihre Kinder, jemand, der ganz anders ist als Sie, Frau Holle, Cowboys …)

✎ ______________________________

✎ ____

Wie würde mein Mentor / Vorbild das lösen?

✎ ____

✎ ____

Was wäre eine wirklich verrückte / abwegige Lösung?

✎ ____

✎ ____

Spielräume für Lösungen

Lösungsdenken braucht Freiräume; in den engen Bahnen des reproduktiven Denkens fällt uns nicht viel Neues ein. Mit Prämissen wie: »Wir haben nur 20 000 € zur Verfügung!« bauen Sie sich selber Hindernisse und Schranken für lösungsorientiertes Denken auf. Räumen Sie die Denkblockaden mit: »Wenn das Geld keine Rolle spielen würde …« aus dem Weg, um überhaupt zu Tage zu fördern, was Ihnen alles einfallen würde, und worauf es Ihnen im Kern ankommt. Wenn der Ideenfluss erst einmal gesprudelt ist, bieten die unveränderbaren Rahmenbedingungen neben anderen die Kriterien für die Wahl der Alternative. Diese Vorgehensweise macht einen großen Unterschied. Lassen Sie sich überraschen, wie viele Dinge Ihnen einfallen, wenn Sie erst einmal die Grenzen Ihrer gewohnten Denkblockaden überschritten haben. Optionales Denken ist mit der ersten Ideenfindung nicht zu Ende. Weiterführenden Fragestellungen wie: »Was davon können wir verwirklichen, auch wenn wir nur 20 000 € haben?« halten die lösungsorientierte Denkrichtung aktiv. Spüren Sie Ihre vielleicht in Vergessenheit geratenen Ressourcen auf. Erschließen Sie sich neue. Und setzen Sie geeignete Ressourcen effizient ein. Auch das ist ein Akt, der optionales Denken erfordert. »Wie könnte das gehen? Was oder wen brauchen wir noch dazu?« oder auch »Wo und wie können wir mehr Geld herbekommen?« Jede neue Fragestellung kann wieder einen kreativen Ideenfluss in Gang setzen.

❁ Lösen Sie Ihre Lösungsblockaden auf

Formulieren Sie für die folgenden Aussagen entsprechende Fragen, die von hinderlichen Barrieren in Richtung Lösungsansätze steuern:

Lösungsblockade:	**Auflösende Fragen:**
»Dazu haben wir keine Zeit.«	Wofür nehmen wir uns Zeit? Wenn Zeit keine Rolle spielen würde, würden wir es dann machen? Wenn ja: Wo könnten wir die Zeit dafür hernehmen? Wie können wir es möglichst zeiteffizient machen? Wenn nein: Was ist der eigentliche Grund der Ablehnung? Wie wollen wir damit umgehen?

Das kann nicht funktionieren. ✎ ____________________

✎ ____________________

✎ ____________________

Bei uns ist das anders. ✎ ____________________

✎ ____________________

✎ ____________________

Ein für Sie typischer Blockadesatz:

✎ ____________________ ✎ ____________________

✎ ____________________

✎ ____________________

So trainieren Sie Ihre Kreativität

Wie schon gesagt ist Kreativität nicht nur eine Voraussetzung für künstlerisches Schaffen, sondern auch eine Schlüsselfähigkeit für problemlösendes und reformerisches Denken. Wie wir an der spielerischen Kreativität von Kindern sehen können, bringen wir diese Kraft von Anfang an mit. Leider verlieren wir als Erwachsene häufig unter den Anforderungen des Alltags den Zugang zu dieser Gabe. Doch gerade angesichts unserer sich rasch wandelnden Welt ist es (über)lebensnotwendig, diese Kraft zu entwickeln und zu formen. Wir können nur spekulieren, welche Kenntnisse und Fähigkeiten wir oder die nachfolgenden Generationen in der Zukunft brauchen werden. Mit Sicherheit aber wird die geistige Flexibilität dazugehören, sich in seiner Umwelt immer wieder neu zu orientieren und sich schnell auf veränderte Verhältnisse einzustellen. Wenn Sie Ihre eigene und die Kreativität Ihrer Mitarbeiter, ihrer Kinder oder anderer Menschen in Ihrer Umgebung fördern wollen, tragen Sie dazu bei, dass die Grundvoraussetzungen dafür gegeben sind:

- Erzeugen Sie ein Klima, in dem jeder ohne Angst vor Ablehnung oder Blamage unfertige Gedanken und ausgefallene Ideen äußern kann.
- Schaffen Sie Raum und Einvernehmen dafür, dass vielversprechende Ansätze erprobt werden, auch wenn der Erfolg nicht mit Sicherheit vorausgesagt werden kann.
- Machen Sie sich und anderen Mut, auf breiter Basis und mit geeigneten Methoden nach Lösungen zu suchen, statt sich nur in eingefahrenen Bahnen zu bewegen.

Wissen und Erfahrung

»Kreativität ist die Fähigkeit, Wissen und Erfahrungen aus verschiedenen Lebens- und Denkbereichen unter Überwindung verfestigter Struktur- und Denkmuster zu neuen Ideen zu verschmelzen.«[53] Neue Ideen entstehen durch Phantasie und Vorstellungskraft. Lösungsorientierte Kreativität erfordert im Gegensatz zur spielerischen Kreativität aber auch Wissen und Erfahrung. Die meisten Erfinder und Entdecker kannten sich in ihrer Materie gut aus und haben sich intensiv mit einzelnen Fragestellungen beschäftigt. Je größer die Grundlagen an vorhandenem Wissen sind, desto umfangreicher und zahlreicher sind auch die Möglichkeiten, daraus neuartige Einfälle und Erkenntnisse zu gewinnen. Menschen mit umfassendem Wissen und breitem Erfahrungsschatz haben daher ein größeres Potenzial zur Problemlösung. Wer mehrere Ausbildungen durchlaufen hat, abwechslungsreiche Tätigkeiten ausübt oder sich in unterschiedlichen Kulturen bewegt, bringt ideale Voraussetzungen mit.

Für die Entwicklung Ihrer Kreativität können Sie also Vielseitigkeit in Ihren Lebensumständen, Beschäftigungen und Interessen begrüßen und fördern. Sie können auch auf die Erfahrungen anderer zurückgreifen: Der Synergieeffekt lösungsorientierter Teamarbeit beruht darauf, dass das unterschiedliche Wissen und die verschiedenen Fähigkeiten aller zu neuen Ansätzen zusammengeführt werden, auf die keiner allein gekommen wäre.

Entspannung ist gefragt

Damit unser Gehirn über seine gewohnten Denkbahnen hinausgeht und neue Assoziationen hervorbringt, braucht es Abstand von der Konzentration auf das Problem. Entspannung und zwanglose, lockere Beschäftigungen lassen uns in die Denkfunktionen der rechten Hirnhälfte wechseln, die in der Lage ist, alle Informationen gleichzeitig zu verarbeiten. Da dieser Prozess im Unterbewusstsein abläuft, lässt er sich nicht bewusst beeinflussen, also auch nicht beschleunigen.

Im kreativen Denkprozess lassen sich vier Phasen beobachten: Vorbereitung, Reifezeit, Erleuchtung und Ausführung. In der Vorbereitungsphase machen Sie sich die Fragestellung bewusst. Wissen und Vorerfahrungen fließen zusammen. Sie sammeln weitere Informationen und setzen sich intensiv mit verschiedenen Aspekten des Problems auseinander. Danach ist es gut, das Problem erst einmal beiseitezulegen. Während Sie sich scheinbar geistig ausruhen, arbeitet Ihr Unterbewusstsein an dem Problem weiter. Dies ist die eigentliche schöpferische Phase, sie wird auch Inkubationsphase genannt. Irgendwann tritt der »Aha-Effekt« ein: als Geistesblitz, als unverhoffter Einfall taucht plötzlich eine Lösung auf. Das geschieht in der Regel, wenn Sie ganz entspannt oder mit etwas anderem beschäftigt sind. Zündende Ideen kommen eben selten am Schreibtisch in der Hektik des Tagesgeschäftes.[54] Viele Menschen haben die besten Einfälle in der Natur, unter der Dusche oder beim Autofahren. Welche typischen Situationen sind es bei Ihnen?

Wenn Sie Ihre Kreativität entwickeln wollen, vertrauen Sie Ihrem Unterbewusstsein und geben Sie ihm mithilfe von Zeiten der entspannten Ruhe und lockeren Beschäftigungen eine Chance! Um Ihre guten Ideen wahr werden zu lassen, ist dann wieder planvolles, gezieltes Handeln nötig. In der Ausführungsphase beurteilen Sie wieder ganz gezielt die Brauchbarkeit der Lösung und durchdenken die praktische Umsetzung. Dazu gehört, die erforderlichen Ressourcen ausfindig zu machen und sich gegebenenfalls Unterstützung zu holen. Damit Ihre Kreativität sich optimal entfalten kann, braucht sie wie jede andere Fähigkeit Übung. Sie nutzt sich dadurch keineswegs ab, sondern funktioniert durch ständiges Training flüssiger und wirksamer. Menschen, die als sehr kreativ bekannt sind, haben Musikstücke, technische Erfindungen oder Prozessoptimierungen in erstaunlicher Zahl geschaffen. Schöpferisch tätig zu sein, Ideen zu suchen und sich in eine interessante Sache zu vertiefen, erzeugt intensive Glücksgefühle, die der Glücksforscher Cziksentmihalyi[55] im Phänomen des FLOW beschreibt: Trotz hoher Anspannung verspüren die Akteure keinerlei Ermüdung, sondern einen Zustand größter Zufriedenheit, der lange anhält.

6.4 Wie Sie sich selbst besser steuern

Körper und Seele sind nicht zwei
verschiedene Dinge,
sondern nur zwei verschiedene Arten,
dasselbe Ding wahrzunehmen.
Albert Einstein

Mehr Selbstregulierung

- Eins links, eins rechts: Seitenwechsel im Gehirn.
- Trampelpfad oder Autobahn: Zugänge zu Ihrem Unbewussten.
- Lebenserfahrung: Spielend das Rechte tun.
- Mit links: Struktur im Gefühlschaos.
- Nüchterne Distanz: Damit Leidenschaft keine Leiden schafft.
- Überkreuz: Körperliche Bewegung für Geist und Seele.
- Zusammenspiel: Kooperation im Oberstübchen.
- Steine oder Schmetterlinge im Bauch: Wie Ihr Körper Ihnen Bescheid sagt.
- Innerer Schweinehund gegen Lustprinzip: Was Gewohnheiten ausmachen.
- Angezapft: Wie Kraftquellen Ihren Stress wegsprudeln.

So können Sie sich selbst motivieren und beruhigen

Wie schon gesagt werden unsere Wahrnehmung, unsere Entscheidungsprozesse und unser Handeln von zwei verschiedenen Systemen im Gehirn gesteuert. Das logische Denken spielt sich im Bewusstsein ab, während das emotionale Erfahrungsgedächtnis im Unbewussten arbeitet. In Krisen und bei schwierigen Problemlagen ist es besonders wichtig, beide Systeme so zu (be)nutzen, dass sie sich ergänzen und nicht widersprüchlich operieren. Dominiert eine Seite zu stark, ist es von Vorteil, die jeweils andere gezielt zu aktivieren. Resilienten Menschen gelingt es mehr als anderen, Gefühl und Verstand in Übereinstimmung miteinander zu bringen und ihre Gesamtverfassung immer wieder wohltuend auszubalancieren.

Setzen Sie überwiegend auf Vernunft und klare Strukturen (linksdominant), bringen Sie Beschäftigungen wie Malen, Tagträumen, Musik hören in Balance. Sie bahnen oder verstärken den Zugang zu Ihrem emotionalen Erfahrungsgedächtnis. Auch alle Aktivitäten, die Sie so automatisch ausführen können, dass Sie dabei »ziellos« Ihren Gedanken nachhängen können, regen die Verbindung zu Ihrem Unterbewusstsein an. Finden Sie Ihre Favoriten heraus.

Wann haben Sie das letzte Mal gespielt? Spielen bedeutet, etwas absichtslos zu tun; nicht um ein Ergebnis zu erreichen, sondern weil die Sache an sich Ihnen Freude macht. Neben Spielen als solchen bieten sich dazu alle Tätigkeiten an, die Sie ausgesprochen gerne tun und die Ihre Phantasie anregen: Kochen, Musik machen, Garten»arbeit«, Basteln oder Bauen. Es kommt nicht darauf an, *was*, sondern *wie* Sie es tun. Es kann passieren, dass Sie in den FLOW kommen, Ort und Zeit vergessen. Immer wenn Sie selbstvergessen in einem Tun aufgehen, bieten Sie Ihrem Unbewussten einen Spielraum, in dem es sich entfalten und äußern kann. Je besser und regelmäßiger Sie Ihre Zugänge trainieren, desto leichter werden Sie diese auch nutzen können, wenn Sie durch hartnäckiges Problembewusstsein in Bedenken, Befürchtungen und unguten Gefühlen »festhängen«. Ist das emotionale Erfahrungsgedächtnis aktiv, fühlen Sie sich wohl und entspannt. Ängste, Aufregung und Ärger flauen ab.

Wenn Sie dagegen überwiegend aus Ihrem unbewussten Erfahrungsgedächtnis heraus agieren (rechtsdominant), passiert es Ihnen wahrscheinlich häufiger, dass Ihre Vernunft von Gefühlen übermannt wird. Dann brauchen Sie Wege, die gezielt den Zugang zum bewussten Verstand bahnen. Dazu gehört alles, was es Ihnen erleichtert, eine emotionale Distanz herzustellen. Die Vorstellung, eine Situation durch ein Fernrohr zu betrachten oder wie einen Film auf einer Leinwand anzusehen, kann es erleichtern, die innerlich distanzierte Haltung eines objektiven Beobachters einzunehmen. Sie ermöglicht Ihnen, starke Gefühlswallungen zu überwinden und nüchtern die Tatsachen festzustellen.

Das emotionale Erfahrungsgedächtnis arbeitet wesentlich schneller als der bewusste Verstand, bringt jedoch diffusere Ergebnisse. Um für intuitive Entscheidungen eine Grundlage zu haben, brauchen Sie aber Fakten und Logik aus dem Vernunftgedächtnis. Das analytische Denken aktivieren Sie, indem Sie Dinge, Fakten oder Begriffe ordnen und systematisieren oder sich mit Rätseln, Knobeleien und Denksportaufgaben beschäftigen, die eine eindeutige Lösung haben. Auch Strukturen, die Ihr Denken in systematische Bahnen lenken – wie verbindliche Arbeitsabläufe und ein fester Tagesrhythmus –, bieten Ihnen einen beruhigenden Rahmen für Ihre emotionale, spontane Seite.

❁ Für ausgewogene Entscheidungen und Ergebnisse: Seitenwechsel im Gehirn

Ob Sie einen Umzug vor sich haben, bestimmte Gewohnheiten verändern wollen, ob Sie ein berufliches Vorhaben angehen wollen oder eine Entscheidung ansteht: Wechseln Sie schon in der Planungsphase gezielt immer wieder zwischen den Denkfunktionen hin und her:

- (L) Erstellen Sie in Stichpunkten ein Konzept mit den wichtigsten Eckdaten.
- (R) Stellen Sie sich Ihr Vorhaben ganz anschaulich vor. Welche inneren Bilder entstehen dazu? Welche Gefühle?
- (L) Überlegen Sie, was schief gehen könnte.
- (R) Malen Sie ein Bild zu Ihrem Vorhaben. (Lassen Sie es einfach entstehen, indem Sie Stiften oder Pinsel nachgeben, es kann ein abstraktes Farb- oder Formenspiel daraus entstehen, eine Kritzelei oder eine Collage.
- (L) Schreiben Sie eine strukturierte Gliederung zu Ihrem Vorhaben auf.
- (R) Begeistern Sie eine andere Person mit Ihren Überlegungen (oder stellen Sie sich zumindest vor, wie Sie das tun).

- (L) Formulieren Sie erste konkrete Schritte, die zu tun sind.
- (R) Malen Sie sich anschaulich mit allen Sinnen aus, wie es am Ende sein wird. Schwelgen Sie darin.
- (L/R) Und zum Schluss: Formulieren Sie einen Titel, einen treffenden Slogan oder eine Metapher für das Ganze. Damit integrieren Sie die kognitive und die intuitive Herangehensweise.

Beide Denkfunktionen können Sie auch durch entsprechende Körperübungen stärken. Die Hirnhälften steuern die jeweils entgegengesetzte Körperseite, also der bewusste Verstand die rechte Körperhälfte, das emotionale Erfahrungsgedächtnis die linke. So können Sie mit allen einseitigen Bewegungsübungen vom Fußkreisen bis zum Spielen mit Handschmeichlern die entsprechende Denkfunktion gezielt anregen.

Koordinieren Sie Ihre Hirnhälften

Langfristige Vorhaben umzusetzen, knifflige Schwierigkeiten zu meistern oder einschneidende Veränderungen zu gestalten, gelingt am besten, wenn Sie so zwischen Verstand und Gefühl pendeln können, dass beide sich ergänzen. Manchmal ist es aber gar nicht so leicht festzustellen, ob Sie eine Entscheidung oder ein Vorhaben nur aus dem bewussten Willen heraus oder in Übereinstimmung mit dem emotionalen Erfahrungsgedächtnis treffen. Das unbewusste System kommuniziert seine Botschaften über Gefühle und Körpersignale.[56] Um auf seine

Weisheit und Erfahrung zugreifen zu können, müssen Sie lernen, diese Empfindungen zu deuten und zu berücksichtigen. Einwände und Warnsignale des Unbewussten erleben manche als das sprichwörtlich unangenehme Gefühl in der Magengrube, andere als Kloß im Hals oder als weiche Knie. Einverständnis und Bestätigung des Unbewussten können sich als sich ausbreitende Wärme, als Lösen von Verspannungen oder als ein Stein, der vom Herzen fällt, äußern.

Nehmen Sie wahr, welche Signale Ihr Körper Ihnen sendet und nehmen Sie seine Botschaften ernst. Nur ein Vorsatz, der von Ihrem bewussten Verstand wie auch von Ihrem unbewussten Erfahrungsgedächtnis getragen wird, ist stark genug, dass Sie auch größere Hindernisse überwinden und Durststrecken durchhalten. Für Ihre Selbstmotivierung ist es entscheidend, dass der Entschluss wirklich aus Ihnen selbst kommt und sich nicht aus Verpflichtungsgefühl, äußeren Zwängen oder Erwartungen anderer ergibt.

Kommen Sie in Bewegung! Die mentale Verbindung der Hirnhälften wird besonders unterstützt durch alle Bewegungen und Tätigkeiten, die beide Körperseiten überkreuz aktivieren und physisch die Koordination trainieren. Dazu gehören unter vielen anderen das Gehen[57], das Tai-Chi oder das Klavierspielen. Wie wir Dinge subjektiv erleben und wie sehr wir uns davon beeinträchtigen lassen, ist auch abhängig von unserer körperlichen Verfassung. Unannehmlichkeiten, Nöte und Verluste treffen uns weniger, wenn wir uns körperlich fit und in unserer Haut wohlfühlen. Bewegung und Körperübungen wirken auch auf Ihr seelisches Gleichgewicht.

So entwickeln Sie mehr Selbstkontrolle

Regulieren Sie Ihre Gefühle

Resiliente Menschen nehmen ihre Gefühle differenziert wahr und finden Wege, sie offen und ehrlich, aber auch in angemessener Form auszudrücken. Authentisch zu sein ist nicht zu verwechseln mit unkontrollierter Impulsivität. Impulsivität mündet häufig in unbedachte Handlungen oder Äußerungen, die unangenehme oder ungewollte Folgen nach sich ziehen. Wenn die Pferde ungezügelt mit Ihnen durchzugehen drohen, halten Sie inne, bevor Sie sich selbst in Schwierigkeiten bringen.

❁ So können Sie in akuten Situationen Ihre Impulse und Ihre Gefühlsäußerungen kontrollieren

- Schaffen Sie innerlich Abstand.
- Reagieren Sie nicht sofort, überlegen Sie einige Sekunden (Beobachten Sie, bis wohin Sie innerlich zählen müssen, um sich zu beruhigen).
- Nutzen Sie Ihren Körper, um sich in eine andere Verfassung zu bringen: Atmen Sie durch, ändern Sie Ihre Körperhaltung, bewegen Sie sich. Mit der körperlichen Entspannung löst sich auch der seelische Knoten.
- Gönnen Sie sich Bedenkzeit, bevor Sie sich äußern oder handeln. Sie können das auch mitteilen: »Das will ich mir erst durch den Kopf gehen lassen!«
- Machen Sie sich bewusst, wie Sie auf andere wirken. Unbedachte Worte oder Gesten versteht Ihr Gegenüber unter Umständen anders, als es Ihnen lieb ist. Sie wollen vielleicht nur Dampf ablassen, Ihre Kollegin fühlt sich aber persönlich sehr gekränkt. Es ist meistens

aufwändiger, das hinterher wieder zu bereinigen, als vorher zu überlegen, welche Botschaft Sie vermitteln wollen, und dafür eine Form zu finden, die unmissverständlich und nicht verletzend ist.

Entdecken Sie Ihre wunden Punkte

Um langfristig zu verhindern, dass Sie von Ihren Gefühlen überschwemmt werden, hilft es, diesen Gefühlen auf den Grund zu gehen. Ihre Gefühle werden nicht von anderen oder von den äußeren Umständen erzeugt. Sie sind wie Ihre Gedanken ein Teil Ihrer selbst. Es hat also weniger mit dem Gegenüber oder der aktuellen Situation an sich zu tun, wenn wir emotional überschäumen. Es ist, als würden wie bei einem Radio unsere Knöpfe hochgedreht, weil wir an einem wunden Punkt getroffen sind. Jeder Mensch hat seine wunden Punkte, an denen er unabhängig vom Auslöser hochempfindlich oder besonders gereizt reagiert. Das kann bei Günter eine ironische Bemerkung über kleine Männer sein, während Angelika an die Decke geht, wenn Sie glaubt, dass jemand Sie belehren will. Unsere Empfindlichkeiten rühren in der Regel von früheren Erlebnissen und Erfahrungen her – und von den Schlussfolgerungen, die wir daraus gezogen haben. Diese Schlussfolgerungen haben wir zu tiefen Überzeugungen verallgemeinert, die uns oft nicht mehr bewusst sind. Das könnte bei Günter die Überzeugung sein, dass man nicht ernst genommen wird, wenn man von kleiner Statur ist. Angelika hat vielleicht die Erfahrung gemacht, dass ihr Vater ihr wenig zugetraut hat. Immer, wenn jemand ihr unaufgefordert etwas erklärt, steigt wieder dieses Gefühl in ihr hoch, für dumm gehalten zu werden.

Verschaffen Sie sich Klarheit darüber, was Ihre persönlichen »Knöpfe« sind. Dafür brauchen Sie die Bereitschaft zur aufmerksamen und ehrlichen Selbstwahrnehmung. Machen Sie sich gedanklich klar, dass es in Ihrer Macht liegt, auch anders darüber zu denken. In Günters Fall hat sein Gegenüber vielleicht gar nicht zur Kenntnis genommen, dass Günter selbst auch klein ist. Er wollte einfach unterhaltsam sein und es läge ihm fern, Günter nicht ernst zu nehmen. Angelikas Kollege wollte ihr vielleicht nur ersparen, sich durch die Gebrauchsanweisung für den neuen Kopierer arbeiten zu müssen. Indem Sie Ihre Überzeugungen entsprechend der aktuellen Realität verändern, steuern Sie Ihre Gefühle und schaffen sich Alternativen für Ihr Handeln.

❁ Drehen Sie Ihre emotionalen Knöpfe herunter

Wir reagieren häufig »automatisch« auf bestimmte Denk- oder Verhaltensweisen anderer mit negativen Gefühlen, weil sie unseren (unbewussten) Überzeugungen zuwider laufen, weil wir ganz bestimmte Bedeutungen unterstellen oder weil wir uns so diese Gefühle selbst nicht erlauben.

Welche Knöpfe springen bei Ihnen besonders schnell an?

a. Finden Sie heraus, welche Vorannahmen Ihre Gefühle auslösen.
b. Wie können Sie Ihre Gedanken modifizieren (z.B. die Tatsachen feststellen), um Ihre Gefühle zu ändern?

Beispiel:
»Ich bin stinksauer, dass meine Kollegin wegen eines Schnupfens zu Hause bleibt.«

a. Wieso? Weil ich finde, dass sie sich anstellt, und dass es ohne ein bisschen Selbstdisziplin nicht geht im Leben. Sie schont sich auf meine Kosten.
b. Es ist ihr Recht sich krank zu melden. Ich kann nicht beurteilen, wie schlecht es ihr wirklich geht. Es ist meine eigene Entscheidung, wenn ich trotz Erkältung zur Arbeit gehe.

✎ Ich werde wütend, wenn ______________________

a. Wieso? ______________________

b. ______________________

____

✎ Ich werde unsicher, wenn ______________________

a. Wieso? ______________________

b. ______________________

____

✎ Ich werde ungeduldig, wenn ______________________

a. Wieso? ______________________

b. ______________________

____

✎ Ich werde ____________, wenn ________________

a. Wieso? ________________________________

b. ______________________________________

____

✎ Ich werde ____________, wenn ________________

a. Wieso? ________________________________

b. ______________________________________

____

Entwickeln Sie Selbstdisziplin

Menschen mit Selbstdisziplin zeichnen sich dadurch aus, dass sie willens und in der Lage sind, ihre Impulse und Gefühle zu kontrollieren ohne sie zu unterdrücken. Sie wissen zu verhindern, dass sie sich durch emotionale Ausbrüche selbst in Schwierigkeiten bringen. Sie verleugnen ihre Gefühle nicht, können die Form der Äußerung aber flexibel an unterschiedliche Menschen und Situationen anpassen. Sie können sich selbst trösten und beruhigen, sorgen durch den Wechsel ins bewusste Denken dafür, dass sie nicht im Schmerz versinken oder vor Ärger platzen. Damit schaffen Sie sich die emotionale Grundlage dafür, sich mit ihren Gefühlen auseinanderzusetzen. Starke Gefühle wie Trauer und Zorn lassen sich auf Dauer viel wirksamer verarbeiten, wenn Sie sich zwischendurch immer wieder den Dingen des Alltags zuwenden und das normale Leben nicht ignorieren.

Selbstdisziplin brauchen Sie auch, um Gewohnheiten

zu bilden, die Ihnen im Endeffekt guttun und Sie entlasten. Für eine dauerhafte Veränderung reicht es nicht aus, einen Entschluss zu fassen und ihn einmal umzusetzen. Nicht Ihre einmaligen Handlungen machen den Unterschied, sondern Ihre Gewohnheiten. Sie sind die Stabilitäten in Ihrem Leben. Gewohnheiten entstehen, indem wir die gleichen Handlungen oder Denkweisen immer wieder ausführen, bis sie automatisiert sind. Untersuchungen haben ergeben, dass es ungefähr 21 Tage dauert, bis wir uns eine neue tägliche Gewohnheit zugelegt haben. So oft müssen wir das Neue bewusst tun. Doch alles, was Sie automatisch tun, haben Sie irgendwann Schritt für Schritt gelernt, bis es für Sie zur Selbstverständlichkeit geworden ist. Auf dieselbe Art und Weise können Sie sich neue Denk- und Verhaltensgewohnheiten aneignen. Überlegen Sie, welche (tägliche) Gewohnheit Ihr Leben erleichtern oder bereichern würde.

So stärken Sie sich gegen Stress

Sicher sind Ihnen Entspannungstechniken zum Stressabbau bekannt. Autogenes Training, progressive Muskelentspannung, Meditation, Tai-Chi – es gibt unzählige verschiedene Methoden, zur Ruhe zu kommen und Körper, Geist und Seele in Einklang zu bringen. Wie körperliche Bewegung wirken sie alle auch vorbeugend. Wählen Sie aus, was Sie persönlich anspricht. Je regelmäßiger Sie üben, desto selbstverständlicher und wirksamer können Sie die entsprechende Technik auch in akuten Stresssituationen einsetzen. Autogenes Training wirkt vermutlich nicht, wenn ich es zum ersten Mal auf dem Zahnarztstuhl probiere. Bin ich damit aber so vertraut, dass es mir in Fleisch und Blut übergegangen ist, kann ich damit auch bei einer Zahnbehandlung meine Anspannung und Angst deutlich mindern oder loswerden.

Zur Stressbewältigung ist es neben körperlicher Bewegung und Entspannungstechniken jedoch sinnvoll, da anzusetzen, wo krank machender Dauerstress entsteht. Die Stressquellen umfassen sowohl äußere Gegebenheiten wie schädliche Umwelteinflüsse, Reizüberflutung und steigende Belastung als auch individuelle Faktoren wie körperliche Verfassung, eigene Überzeugungen und Denkgewohnheiten. Erwartungshaltungen und Anforderungen von außen lösen besonders in Verbindung mit einer entsprechenden Geisteshaltung bedenklichen und gefährlichen Dauerstress aus. Sie können Ihre Belastbarkeit und Stressresistenz erheblich steigern, indem Sie Ihren mentalen und seelischen Schutzschild gegen Stress entwickeln und pflegen.

Machen Sie sich bewusst, welche *Ihrer* Gedanken den Druck, den Sie spüren, erzeugen oder erhöhen. Die Ursache dieser Gedanken sind sehr häufig unbewusst wirkende Glaubenssätze über sich, über andere und über die Zusammenhänge in der Welt. Sind diese schädlichen Überzeugungen erst einmal ins Bewusstsein geholt, können sie auch verändert werden. Prüfen Sie, ob Sie Ihre Befürchtungen relativieren können. Bei manchen Vorkommnissen malen wir uns die Folgen schlimmer aus, als sie tatsächlich sind.

Da Stress sich auch kumulativ aufbaut, lohnt es sich zudem, die kleinen Auslöser zu entschärfen, die das Fass zum Überlaufen bringen können. Üben Sie, die ironischen Bemerkungen des Kollegen nicht persönlich zu nehmen oder dem Vordrängler keine allzu große Bedeutung beizumessen. Spielt das nächste Woche oder nächstes Jahr noch eine Rolle? Achten Sie auf Menschen, die mit einer Belastung, die Sie umhaut, ganz gut fertig werden. Wie machen die das? Was denken sie über sich und die ganze Situation? Bevor Sie sich durch beunruhigende Gerüchte ins Bockshorn jagen lassen, durchdenken Sie nüchtern die ganze Geschichte. Ist sie wahr? Ist sie unumstößlich? Hat sie wirklich weit reichenden Einfluss auf Ihr Leben? Wenn Sie Ihre Gedanken zu stressauslösenden Ereignissen ändern, ändern sich auch Ihre Gefühle. Und das spüren Sie an Ihren Körpersignalen.

Wie Sie Ihre Kraftquellen auffüllen

Egal wie gut es uns auch insgesamt gehen mag, wir kennen alle Phasen und Situationen, in denen wir auf Ermutigung, Zuspruch und Stärkung angewiesen sind. Bringen Sie sich immer wieder ins Bewusstsein, was Ihre Stärken, Talente und Ressourcen sind, statt sich von dem verunsichern und beeinträchtigen zu lassen, was Ihnen alles fehlt. Ob gerade die Wogen des Lebens über Ihnen zusammenschlagen, oder ob Sie in einem begrenzten Bereich den Mut zu verlieren drohen: Konzentrieren Sie sich auf die Inseln Ihrer Kompetenzen und Möglichkeiten statt auf das Wasser dazwischen. Sie tun sich schwer, so klar und beharrlich mit Handwerkern umzugehen wie Ihre Schwägerin? Vielleicht liegt Ihre Stärke darin, Menschen durch Freundlichkeit und Vertrauen zu »führen«. Ihre erwachsenen Kinder verwöhnen Sie nicht, wenn Sie deprimiert sind, wie das die Tochter Ihrer Freundin tut? Vielleicht haben Sie ein gutes Händchen dafür, es sich selber schön zu machen. Oder Sie bringen sich gewöhnlich auf andere Gedanken, indem Sie sich ehrenamtlich engagieren, und nehmen daraus auch viel für sich selber mit. Sie können Ihre Inseln vergrößern und vermehren, und doch wird es dazwischen immer Wasser geben. Es liegt an Ihnen, worauf Sie Ihre Aufmerksamkeit richten.

Wenn es sein muss, lassen resiliente Menschen sich auf vieles ein. Sie trauen und muten sich einiges zu und eignen sich oft eine ganze Reihe unterschiedlicher Fähigkeiten an, wenn ihre Lebenssituation es erfordert. Im Lauf der Zeit erweitern sie so das Repertoire ihrer Verhaltensoptionen und ihrer Fertigkeiten. Dabei merken sie manchmal nicht, dass einige dieser Fähigkeiten sie sehr viel Energie kosten, während sie andere aus dem Effeff einsetzen können, ohne sich erschöpft zu fühlen. Diese Eigenschaften nennt Martin Seligman »Signatur-Stärken«[58]. Es sind die Fähigkeiten, die uns so liegen, dass wir Begeisterung und Schwung, Freude und Befriedigung in unserem Tun finden. Wenn wir sie einsetzen, fühlen wir uns authentisch und mit unserem Selbst im Einklang. Vielleicht sind Sie auf einer Tagung oder einer Feier durchaus in der Lage, mit fremden Menschen locker in Kontakt zu kommen, freundlich zu plaudern und ein aufmerksamer Tischnachbar zu sein. Wenn Sie sich danach aber ausgelaugt fühlen, sich im Grunde genommen freuen, wenn es vorbei ist und Sie sich wieder zurückziehen können, gehört das nicht zu Ihren Signaturstärken.

Machen Sie sich die Mühe, Ihre Signaturstärken ausfindig zu machen. Verteilen Sie den Einsatz Ihrer Fähigkeiten so, dass Sie Ihre Signaturstärken möglichst oft einsetzen. Das lässt Ihren Energiepegel und Ihre Leistungsfähigkeit ansteigen. Sie fühlen sich viel seltener überarbeitet oder abgekämpft.

Es stärkt Ihre Resilienz, wenn Sie vielfältig und flexibel sein *können*. Das heißt aber nicht, dass Sie das immer sein *müssen*. Um Kraft zu tanken, ist es angeraten, möglichst oft das zu tun, was Sie ausgesprochen gerne tun. Meiden Sie Energieräuber – das können Menschen oder Situationen sein, bei denen Sie merken, dass Sie Ihnen unangemessen viel Kraft rauben. Oder halten Sie diese Beschäftigungen zumindest in verträglichen Grenzen.

Machen Sie sich bewusst, was Ihnen in schwierigen Phasen am meisten »über den Berg« hilft. Nutzen Sie diese »Tankstellen« rechtzeitig. Ist der Energietank erst einmal fast leer, ist es sehr mühsam ihn wieder aufzufüllen. Vielleicht kennen Sie die Erfahrung, dass Ihnen Dinge, auf die Sie sich normalerweise freuen, zur Last werden, wenn Sie sich überarbeitet und erledigt fühlen. Dann wird der Theaterbesuch zur Pflicht, die Geburtstagseinladung zur Anstrengung, die Verabredung zum Tennis zum zusätzlichen Termin. Untersuchungen zeigen, dass Menschen erholsame und vergnügliche Unternehmungen durch erhöhten Fernsehkonsum ersetzen, je mehr sie unter Druck stehen. Damit beschneiden sie immer mehr ihre Möglichkeiten zu regenerieren. Sorgen Sie rechtzeitig für Ausgleich und Erholung. Tanken Sie in guten Zeiten auf, damit Sie in Krisen über die Runden kommen.

6.5 Wie Sie Selbstverantwortung übernehmen

Tu, wo du bist, was du kannst,
mit dem, was du hast.
Theodor Roosevelt

Mehr Selbstverantwortung

- Wer war das? – Wie die Schuldfalle zuschnappt.
- Pfeifen im dunklen Keller – Warum Feindseligkeit krank macht.
- Was war zuerst, Henne oder Ei? Verantwortung für Versöhnung.
- Übel mitgespielt? Raus aus der Opferrolle!
- Am Steuer: So bestimmen sie den Kurs.
- Wer keine Fehler macht, hat aufgehört zu lernen.
- Wiedergutmachung statt Entschuldigung.
- Herzklopfen und feuchte Hände: Verlassen Sie Ihre Komfortzone.
- Keine Panik: Wie Sie über Wasser bleiben.

So entgehen Sie der Schuldfalle

Krisen, Enttäuschungen und Schicksalsschläge gehören zum Leben und passieren jedem. Immer wieder zu grübeln, wer daran schuld ist, bringt Sie nicht weiter und raubt Ihnen die Kraft, die Sie brauchen, um konstruktiv reagieren zu können.

Wenn Sie merken, dass Sie sich gedanklich und emotional in Schuldüberlegungen verstricken, unterbrechen Sie diese Grübeleien bewusst. Verändern Sie Ihre Körperhaltung und richten Sie Ihre Aufmerksamkeit gezielt auf etwas ganz anderes. Übernehmen Sie Verantwortung für sich und Ihre Lage, suchen Sie aktiv nach anderen Möglichkeiten und besseren Alternativen in Ihrem Leben. Treffen Sie die definitive persönliche Entscheidung, einen Schlussstrich unter das Gewesene zu ziehen und sich mit neuen Perspektiven zu beschäftigen.

Üben Sie Versöhnlichkeit

Menschen, die glauben, dass sie ständig auf der Hut sein müssten, ohne dass jemand ihnen akut etwas getan hat oder tun will, werden zum Opfer Ihrer eigenen Angst. Sie machen sich abhängig von vermuteten oder potenziellen Angriffen und von selbst erzeugten Feindbildern. Diesen Vorstellungen opfern sie ihre Gesundheit und ihr Wohlbefinden. Eine versöhnliche Haltung dagegen leugnet nicht naiv jede Möglichkeit der Bedrohung, sieht die Situation aber auch nicht schlimmer, als sie ist. Statt aufzurechnen, wer am meisten zu einer Problemlage beigetragen hat und zu unterstellen, dass diejenigen das immer wieder so oder noch schlimmer tun würden, ergreifen versöhnliche Menschen die Initiative zur Veränderung. Sie sind bereit, erlittenes Unrecht ruhen zu lassen, und dem anderen eine neue Chance zu geben.

Wenn Sie mit einer Situation unzufrieden sind, ergreifen Sie die Initiative, sie zu ändern, unabhängig davon, wie sie entstanden ist oder wer sie verursacht hat. Wenn das Klima zwischen einzelnen Kollegen oder im ganzen Team durch alte Geschichten und viele Empfindlichkeiten angespannt ist, pflegen Sie unbeirrt einen freundlichen Umgangston. Wenn Sie mit Ihrer Freundin sprechen möchten, beharren Sie nicht darauf, dass sie an der Reihe ist anzurufen. Reichen Sie anderen die Hand. Machen Sie es ihnen leicht, nach einer Auseinandersetzung wieder mit Ihnen in neutralen oder positiven Kontakt zu kommen. Gehen Sie davon aus, dass Menschen sich ändern können, und geben Sie ihnen eine Chance dazu.

Ziehen Sie unter Unrecht und Unglück, das nicht mehr zu ändern ist, einen Schlussstrich, statt sich immer wieder selbst mit Grübeleien darüber zu quälen. Nehmen Sie die lebenslange Aufgabe an, sich mit Ihrer eigenen Biographie, mit Ihren persönlichen Unzulänglichkeiten und Fehlversuchen zu versöhnen.

Lena fühlt sich als einziges Mädchen von ihren vier Brüdern zeit ihres Lebens bevormundet und nicht ernst genommen. Noch mehr hadert sie damit, dass auch ihre Mutter immer die Brüder vorgezogen hat. Dennoch ist Lena diejenige, die sich im Alter intensiv um ihre Mutter kümmert, immer in der Hoffnung, die vermisste innige Beziehung doch noch zu bekommen. Doch ihre Mutter verweigert bis zu ihrem Tod die ersehnte Nähe, ihre Brüder behandeln sie immer noch wie ein kleines Schulmädchen. In der Therapie, die sie nach dem Tod der Mutter anfängt, wird ihr bewusst, wie sehr sie sich in ihrem Selbstwert und ihrem Wohlbefinden völlig von ihren Familienmitgliedern abhängig gemacht hat. Ihre tiefe Trauer um die verstorbene Mutter ist im Grunde Trauer um die Wunschmutter, die sie nicht hatte, und um ihre Sehnsucht nach inniger Verbundenheit, die sie in dieser Familie nicht erleben konnte. Lena fasst den aktiven Entschluss, sich endlich aus der Opferrolle zu lösen und ihre Bedürfnisse nach Nähe und Beziehung mit anderen Menschen zu leben. Heute fühlt sie sich in ihrer Hausgemeinschaft mit einem Paar und zwei Singles glücklich und geborgen.

Verlassen Sie die Opferrolle

Wenn Ihnen etwas so Gravierendes widerfahren ist, dass Sie sich als Opfer fühlen, betrachten Sie nach einer Verschnaufpause die Situation in ihrer Gesamtheit. Vorübergehend kann es in aktuellen belastenden Situationen sehr hilfreich und angemessen sein, Anteilnahme und Trost zu suchen. Das Ziel dahinter ist aber, dass Sie Atem holen können, die schmerzhaften Erlebnisse verarbeiten und zu neuen Taten finden.

Machen Sie sich immer wieder klar, dass Sie alleine entscheiden, wie Sie auf das reagieren, was passiert. Sie brauchen sich nicht schlecht zu fühlen, nur weil jemand Sie kritisiert oder nicht einverstanden ist mit dem, was Sie tun oder sagen. Weder müssen Sie sich alles von anderen bieten lassen noch sich ärgern über das, was diese sagen oder tun. Das gilt auch für eigene Gedanken und Emotionen. Wie viel Leid oder Ärger Sie zulassen, ist immer Ihre eigene Entscheidung. Geben Sie der Trauer Platz in Ihrem

Leben und geben Sie ihr ihre Zeit(en). Dazwischen wenden Sie sich immer wieder bewusst anderen Dingen zu. So behalten Sie das Steuer in der Hand, um ihre Trauer auf lange Sicht zu verarbeiten, statt sie zu verdrängen oder sich von ihr überwältigen zu lassen.

Wenn Ärger hochkommt, fragen Sie sich, was wirklich dahintersteckt. Finden Sie heraus, was Sie an Ihren eigenen Reaktionen in der betreffenden Situation ärgert – nur die können Sie ändern. Wenn Sie sich immer wieder über die Unpünktlichkeit Ihrer Freundin aufregen, fragen Sie ehrlich, was Sie an Ihrer eigenen Reaktion ärgert. Vielleicht wurmt es Sie, dass Sie immer wieder warten, vielleicht ärgert es Sie, dass Sie sich selber hetzen, um immer pünktlich zu sein.

Wenn Ärger hochkommt, fragen Sie sich, was wirklich dahintersteckt. Finden Sie heraus, was Sie an Ihren eigenen Reaktionen in der betreffenden Situation ärgert – nur die können Sie ändern. Wenn Sie sich immer wieder über die Unpünktlichkeit Ihrer Freundin aufregen, fragen Sie ehrlich, was Sie an Ihrer eigenen Reaktion ärgert. Vielleicht wurmt es Sie, dass Sie immer wieder warten, vielleicht ärgert es Sie, dass Sie sich selber hetzen, um immer pünktlich zu sein. Was auch immer es bei Ihnen ist, wählen Sie eine andere Reaktion, die Sie zufriedener macht. Denn solange Sie andere als die Ursache Ihres Ärgers betrachten, verharren Sie in einer Opferrolle, in der Sie weder handeln können noch müssen.

❁ Lassen Sie Ärger und Groll los

Beispiel 1:

1. **Ärgersatz:**
   »Ich ärgere mich, weil Ulla nicht anruft.«

2. **Meine Reaktion** (Was tue und denke ich?)
   Ich warte wieder einmal ohne große Hoffnung auf Ihren Anruf.
   Ich werde unterdessen gereizt und schlecht gelaunt.
   Ich denke, dass sie etwas Besseres zu tun hat.

✎ Ich ____

3. **Mein Ärger über mich** (Was wurmt mich am meisten an *meinen* Reaktionen?)
   Ich denke, dass ich ihr nicht wichtig bin.

4. **Handlungsalternativen** (Was kann ich tun, um den Ärger *darüber* los zu werden?)
   Ich gehe mit Anne, die sich immer freut, wenn ich Zeit für sie habe, ins Kino.
   Ich rufe Ulla selber an.
   Ich frage Ulla, wie wichtig ich ihr bin.
   Ich sage Ulla, dass sie mir wichtig ist.

✎ ____

✎ ____

Beispiel 2:

1. **Ärgersatz:**
   »Ich ärgere mich, weil Mitarbeiter Meier mal wieder unvorbereitet in die Sitzung kommt.«

2. **Meine Reaktion** (Was tue und denke ich?)
   Ich lasse für ihn die Unterlagen nochmal kopieren.
   Ich setze Zeit und Energie ein, um ihn auf den neuesten Stand zu bringen.
   Ich beschäftige mich innerlich mehr mit ihm als mit den anderen und den Themen..

✎ Ich ____

3. **Mein Ärger über mich** (Was wurmt mich am meisten an *meinen* Reaktionen?)
   Ich ärgere mich, weil ich mich / meine Autorität dadurch in Frage stelle.

4. **Handlungsalternativen** (Was kann ich tun, um den Ärger *darüber* los zu werden?)
   Ich formuliere bereits in der Einladung, welche Vorbereitung ich erwarte.
   Ich ziehe die Sitzung zielorientiert durch wie geplant.
   Wenn Daten von ihm gebraucht werden, schicke ich ihn raus, sich vorzubereiten.
   Ich überlege, was ich für mich tun kann, um in meiner Führungsrolle sicherer zu werden.

✎ ____

✎ ____

✎ Ihr Beispiel:
Was ist eine typische Situation, in der Sie sich über jemanden oder etwas ärgern?
Nehmen Sie sich Zeit nachzuspüren, wie Sie dann rea-

gieren (was Sie denken und tun) und was Sie an Ihren eigenen Reaktionen ärgert.
Finden Sie möglichst viele (mindestens drei) Handlungsalternativen, wie Sie den Ärger über Ihre noch nicht zufriedenstellenden Lösungsversuche loswerden. Welche sprechen Sie am meisten an?

1. **Ärgersatz:**
»Ich ärgere mich, weil ______________________.«

2. **Meine Reaktion** (Was tue und denke ich?)

✎ ______________________________

✎ ______________________________

✎ ______________________________

✎ ______________________________

3. **Mein Ärger über mich** (Was wurmt mich am meisten an *meinen* Reaktionen?)

✎ ______________________________

✎ ______________________________

4. **Handlungsalternativen** (Was kann ich tun, um den Ärger *darüber* los zu werden?)

✎ ______________________________

✎ ______________________________

✎ ______________________________

✎ ____

✎ ____

Wenn Ihr Verhalten anderen Schwierigkeiten bereitet, verzichten Sie darauf, Entschuldigungen zu äußern und trotzdem damit weiterzumachen. Wenn Sie bedauern, was für Konsequenzen es für andere hat, teilen Sie mit, dass Ihnen das leidtut. Und dann übernehmen Sie die Verantwortung dafür, ob Sie Ihr Verhalten ändern oder beibehalten wollen. Leiten Sie gemeinsame Überlegungen in die Wege, wie sich negative Folgen vermeiden oder abmildern lassen. Wenn Sie mit Ihrem gewohnten Repertoire nicht weiterkommen, probieren Sie neue Denk- und Verhaltensmuster aus. So aktivieren Sie Ihre innere Stärke und erhalten ein Gefühl von Kontrolle über Ihr eigenes Leben (zurück).

Entwickeln Sie eine produktive »Fehlerkultur«

Sie können nicht verhindern, dass Ihnen oder anderen Fehler oder Irrtümer unterlaufen. Prüfen Sie, ob es überhaupt angemessen ist, von einem Fehler zu sprechen. Manchmal lässt sich erst im Nachhinein erkennen und beurteilen, ob eine Entscheidung ein Fehler oder eine gute Lösung ist. Setzen Sie sich zum Ziel, aus jeder Situation etwas Positives zu lernen.

Schuldgefühle und Schuldzuweisungen führen meistens zu Ablehnung, Rechtfertigung und Abstreiten, im schlimmsten Fall zur Vertuschung von Fehlern. Überlegen Sie mit allen Beteiligten gemeinsam, wie verhindert werden kann, dass sich der gleiche Fehler wiederholt.

Sorgen Sie dafür, dass die entsprechenden Maßnahmen umgesetzt werden. Einen Fehler gemacht zu haben, ist kein Grund, sich selbst herabzusetzen. Übernehmen Sie Verantwortung für das, was Sie tun, ohne sich niederzumachen. Ist jemand durch Ihr Verhalten zu Schaden gekommen oder benachteiligt worden, versuchen Sie, den Schaden wiedergutzumachen oder so klein wie möglich zu halten, oder bieten Sie einen anderen Ausgleich an.

Werden Sie zum Gestalter Ihres Lebens

❁ Wechseln Sie von der Opfersprache zur Gestaltersprache

Schon an Ihrer Sprache lässt sich ablesen, ob Sie sich als selbstverantwortlichen Gestalter verstehen oder sich hilflos und ausgeliefert in der Opferrolle sehen. Menschen in der Opferrolle glauben nicht, dass sie selbst etwas bewirken können. In ihren Worten zeigt sich, dass sie ihren eigenen Einfluss und Beitrag aufgeben. Sprachliche Signale für die Opferhaltung sind Gedanken und Aussagen wie:

»Unsere Chefin interessiert es doch gar nicht, was wir hier für Probleme haben.«

Zu mehr Selbstverantwortung und Eigeninitiative führen Fragestellungen und Denkrichtungen wie:

Wofür sollte sie es wissen?
Was tue ich / tun wir dafür, dass sie es erfährt?
Was will ich / wollen wir im Weiteren damit erreichen?
Interessiert es uns, was für Probleme unsere Chefin hat?

Welche Formulierungen fallen Ihnen ein, die mehr Selbstbestimmung erkennen lassen als die Beispielsätze?

»Mir hilft auch keiner.«

✎ ______________________________

✎ ______________________________

✎ ______________________________

»Mein Partner hat doch gar keine Ahnung, womit ich den ganzen Tag beschäftigt bin.«

✎ ______________________________

✎ ______________________________

✎ ______________________________

»Meine Kollegen können das besser.«

✎ ______________________________

✎ ______________________________

✎ ______________________________

»Meine Tochter hat überhaupt kein Verständnis für meine Situation.«

✎ ______________________________

✎ ______________________________

✎ ______________________________

Auch »Ich muss«-Sätze sind Sätze aus der Opferperspektive. Sie müssen gar nichts. Wenn Sie den Eindruck haben, dass Sie keine Wahl haben, liegt das daran, dass Sie die

Konsequenzen der Alternativen nicht tragen wollen – und damit haben Sie sich bereits unbewusst entschieden, also eine Wahl getroffen. Wenn Sie diese Entscheidung auch in Ihrer Sprache zum Ausdruck bringen, machen Sie den ersten Schritt aus der Opferrolle.

»Ich muss auf dieser Arbeitsstelle bleiben, mit über fünfzig bekomme ich nichts anderes mehr.«

Ich entscheide mich dafür, bei dieser Arbeitsstelle zu bleiben. (Denn ich will weder Unsicherheit noch finanzielle Einbußen in Kauf nehmen.)

Wie ist Ihre Gestalter-Formulierung für die folgenden Beispiele?
(Häufig benutzen wir diese Sprachmuster sogar für erfreuliche Anlässe und angenehme Vorhaben und suggerieren uns damit Pflicht oder Zwang).

»Ich muss meine Schwiegermutter pflegen.«

✎ ______________________________

»Ich muss am Wochenende die Steuererklärung fertig machen.«

✎ ______________________________

»Ich muss immer Leistung bringen.«

✎ ______________________________

»Wir müssen am Samstag zum Geburtstag unseres Freundes.«

✎ ____

»Freitagnachmittags müssen wir mit den Kindern ins Schwimmbad.«

✎ ____

»Ich muss in der Pause etwas Warmes essen.«

✎ ____

»Ich entscheide mich«-Sätze, bei denen sich innerer Widerstand regt, weisen Sie darauf hin, dass eine klare selbstverantwortete Entscheidung für eine andere Option fällig ist. Wenn also bei der Formulierung »Ich entscheide mich, am Samstag zum Geburtstag des Freundes zu gehen. (Denn …)« das Bauchgrummeln nicht aufhören will, prüfen Sie, wozu Sie sich stattdessen entschließen wollen. Beispiel: »Ich bleibe am Samstag zu Hause, denn diese Party wird mir einfach zu viel, und ich nehme in Kauf, dass ihm das vielleicht nicht gefallen wird.« Oder »Ich bringe ihm im Lauf der Woche ein Geschenk und meine Glückwünsche vorbei, denn am Samstag wird mir das zu viel und ich möchte ihm trotzdem meine Wertschätzung zeigen.«

Wenn Sie Verantwortung für sich selbst übernehmen und Gestalter Ihres Lebens sind, werden Sie immer wieder die »Komfortzone« Ihres gewohnten Verhaltens verlassen. Die Komfortzone ist der Bereich unserer vertrauten und bewährten Reaktionen, mit denen wir so viel Erfahrung haben, und deren Wirkung wir so gut einschätzen können, dass wir damit kaum ein Risiko eingehen. Damit können wir unseren normalen Alltag gut bewältigen, wir lernen allerdings nichts dazu. Richten wir uns aber auf Dauer in dieser Komfortzone ein, engen wir uns immer mehr ein und verlieren die Fähigkeit, uns auf Neues einzulassen. Wenn wir dagegen unsere bisherigen Lebenserfahrungen ignorieren und uns bedenkenlos in neue Verhaltensweisen stürzen, geraten wir leicht in die Panikzone. Dort ist der Stress so groß, dass er das Lernen behindert, wir kämpfen dann vor allem ums Überleben. Zwischen Komfort und Panik liegt unsere Lernzone.

»Wer nicht schwimmen kann, sollte weder ins Tiefe springen noch den Pool vermeiden, sondern am flachen Ende reingehen und schwimmen lernen.«[59] Trainieren Sie in ruhigen Zeiten Ihre Fähigkeit dazuzulernen und sich auf Neues einzulassen, indem Sie sich selbst Aufgaben suchen und Vorsätze fassen, für die Sie Ihre Komfortzone aus eigenem Antrieb überschreiten. Wenn das Leben Sie aus Ihrer Komfortzone herauszwingt, machen Sie sich bewusst, was Sie auf diese Weise schon alles gelernt haben, damit Sie die (vorübergehende) Verunsicherung einordnen und bewältigen können.

6.6 Wie Sie Ihre Beziehungen erfolgreich gestalten

Liebe ist der Entschluss, das Ganze eines
Menschen zu bejahen,
die Einzelheiten mögen sein, wie sie wollen.
Otto Flake

Mehr Beziehungskompetenz

- Der harte Kern – Tankstelle Familie?
- Beziehungsnetze oder im Netz der Beziehungen – Wie viel Kontakt tut Ihnen gut?
- Verstehen ist der Anfang von allem.
- Nicht alle tun gut – von Mutmachern und Beziehungsvampiren.
- Überraschung! Das Gute kommt nicht nur von da, wo Sie es erwarten.
- Nur kein Neid – der Teufel steckt im Vergleich!
- Jeden Tag eine gute Tat? – Freiwillige vor!
- Was hinterlassen Sie? – Mentoren und Vorbilder.

Der innere Kreis: Pflegen Sie Ihre »Familie«

Das intimste Netzwerk ist das der Familie. Familie meint hier alle die Menschen, die Ihnen so nahe stehen, dass sie eine entscheidende Rolle in Ihrem privaten Leben spielen. Das können auch persönliche Freunde sein. Diese Menschen lieben und akzeptieren Sie, obwohl sie Ihre Schattenseiten, Ihre Empfindlichkeiten und Ihre Ängste kennen. Sie wissen, wie Sie aussehen und wie Sie sich benehmen, wenn Sie ausgepowert sind und Krawatte oder Pumps abgelegt haben. In diesem Kreis ist es unerheblich, wie erfolgreich Sie sind, ob Sie modisch auf der Höhe sind oder rhetorisch beeindrucken können. Diese Menschen geben Ihnen persönlichen Rückhalt, weil Sie sich bei ihnen in jeder Lebenslage und jeder Verfassung aufgehoben und zuhause fühlen können. Leider werden diese Beziehungen, gerade wenn sie gut funktionieren, oft vernachlässigt. So fällt der Schwimmbadbesuch mit den Kindern einem beruflichen Zusatztermin zum Opfer, statt dem Saunatag mit der Freundin werden liegengebliebene Vorgänge bearbeitet, und der Restaurantbesuch mit dem Partner wird immer wieder verschoben, weil wir einfach zu kaputt sind.

❁ Pflegen und erhalten Sie nahe Beziehungen

Wer gehört für Sie zu Ihrer »Familie«? Mit wem teilen Sie Ihr Leben?

✎ ______________________________

✎ ______________________________

Wem stehen Sie bei in schweren Zeiten?

✎ ______________________________

✎ ______________________________

Wodurch fühlen Sie sich diesen Menschen verbunden? Wie bringen Sie das zum Ausdruck?

✎ ______________________________

✎ ______________________________

Wofür sind Sie diesen Menschen dankbar? Wie zeigen Sie das?

✎ ______________________________

✎ ______________________________

Womit könnten Sie einem dieser Menschen heute/diese Woche/in diesem Monat ohne besonderen Anlass eine Freude machen?

✎ ______________________________

✎ ______________________________

Sicher ist für die meisten von uns die »Frei«zeit knapp bemessen. Umso wichtiger ist es, mit dieser Zeit so zu haushalten, dass die wichtigsten Beziehungen nicht auf der Strecke bleiben. Sonst bringen Sie sich nicht nur selber um viele erholsame Erlebnisse, bei denen Sie zu sich kommen und auftanken können, Sie stellen auch die Menschen hintan, die Ihnen am meisten Rückhalt geben. Die tragen Ihnen das vielleicht nicht sofort nach, doch auf Dauer belastet es die Beziehungen und führt zur Entfremdung bis hin zur Auflösung des Netzwerkes Familie.

Der äußere Kreis: Lose Kontakte?

In familiären Netzwerken besteht die Verbindung in erster Linie über die gemeinsame Geschichte, über festgelegte Rituale und gegenseitiges persönliches Interesse. Auch wenn unsere privaten Netze intakt und erfüllend sind, brauchen wir weitere Kontakte, die unseren Interessen und unserer Lebenssituation entsprechen. Der innere und der äußere Kreis können und sollen einander nicht ersetzen, sondern ergänzen. Mit einer Reihe von Menschen haben Sie es »zufällig« zu tun: mit dem Bäcker um die Ecke, der Autowerkstatt, dem Team vom Kopierladen, dem Pflegepersonal im Altenheim, in dem Ihr Vater wohnt. Es erleichtert den Alltag und federt eine Menge Stress ab, wenn Sie auch diese Beziehungen so gestalten, dass sie angenehm und bereichernd sind.

Die meisten Netzwerke des äußeren Kreises bilden sich weniger über die einzelnen Individuen als vielmehr über ein bestimmtes Thema. Das kann Sport oder Musik sein, ein gemeinsames Interesse an Naturschutz oder Engagement in der Jugendarbeit, eine Lebenssituation, die man teilt, wie in der Selbsthilfegruppe für Suchtkranke oder in der Krabbelgruppe für den Sohn. Im beruflichen Bereich bestehen die Gemeinsamkeiten von Netzwerken in der Zugehörigkeit zu einer Berufsgruppe, in vergleichbaren Funktionen oder in gleichartigen Aufgaben und Zielvorstellungen. Diese themengebundenen Netzwerke sind eine Chance, mit unterschiedlichsten Menschen in Kontakt zu kommen, denen Sie sonst nicht begegnet wären oder mit denen Sie nichts verbinden würde. Wenn Sie sich darauf einlassen, erhalten Sie Einblick in ganz andere Lebensbereiche und lernen ungewohnte Sichtweisen kennen. Bei solchen Gelegenheiten schulen Sie Ihre Menschenkenntnis und Ihre soziale Kompetenz, indem Sie mit den unterschiedlichsten Leuten umgehen.

❁ Knüpfen und pflegen Sie vielseitige Kontakte

Welche Einzelkontakte gehören zu Ihrem privaten / beruflichen Alltagsleben?

✎ ______________________________

✎ ______________________________

Welchen Kreisen oder Netzwerken gehören Sie an?

✎ ______________________________

✎ ______________________________

Wozu haben Sie dadurch Zugang? Welche Erfahrungen ermöglichen sie Ihnen?

✎ ______________________________

✎ ______________________________

Was ist Ihr Beitrag? Wie bereichern Sie das Leben anderer?

✎ ______________________________

✎ ______________________________

Die Dynamik lebendiger Netzwerke

Diese Netzwerke sind in der Regel nur so lange relevant, wie wir das Thema teilen. Natürlich entwickeln sich manchmal aus diesen Kontakten auch persönliche Freundschaften. Viele Freunde und Paare haben sich über Netzwerke oder gemeinsame Bekannte kennen gelernt. Ein vielfältiger Bekanntenkreis ist im Übrigen ein hervorragendes Netzwerk, das in dieser Zusammensetzung einmalig ist, weil die Gemeinsamkeit in der Verbindung zu Ihnen liegt. Das Netzwerken beschränkt sich nicht nur darauf, selber Beziehungen aufzunehmen. Praktische Unterstützung besteht mitunter darin, die richtigen Menschen miteinander bekannt zu machen. Wenn Sie wissen, dass Frau Meyer gerade eine Wohnung sucht, oder Ulrich eine Behandlungsmethode gefunden hat, mit der er seine Neurodermitis gut im Griff hat, können Sie fördernde Kontakte stiften und andere Menschen miteinander verknüpfen. So bekommen Sie wiederum positive Resonanz von anderen und können die Freude genießen, wenn Ihr Tipp etwas gebracht hat.

Akzeptieren Sie, dass es in fast allen Netzwerken eine gewisse Fluktuation gibt. Nur so bleiben sie lebendig. Nicht alle interessanten Kontakte sind dafür da, ein Leben lang zu halten. Zwar unterscheiden sich Menschen darin, wie viele und wie intensive Kontakte sie brauchen und verkraften, aber alle haben eine begrenzte Aufnahmekapazität. Ist unser Bedürfnis insgesamt gesättigt, fallen automatisch andere aus unserem Netz heraus, sobald wir unsere Kreise erweitern. Das gilt auch umgekehrt: Nur wenn Sie sich von Menschen auch wieder trennen, schaffen Sie Raum für neue Beziehungen. Die privaten

Netze sind in der Regel mehr auf Dauer angelegt, dennoch trifft auch bei ihnen dieses Prinzip des Wandels zu. Kinder werden erwachsen, bringen neue Partner mit, Mitglieder sterben oder verlassen die Familie, weil sie sich von ihrem Partner trennen, neue Partner kommen dazu, enge Freundschaften lockern sich oder gehen zu Ende, andere entstehen oder blühen neu auf.

Erweitern Sie Ihre Kreise

Auf unterschiedliche Netzwerke und Personen zurückgreifen zu können ist ein wesentlicher Resilienzfaktor. Wenn Sie Ihre Netzwerke erweitern oder auffrischen wollen, achten Sie darauf, dass die neuen Kontakte in dieser Hinsicht eine Bereicherung darstellen.

Wenn Sie Menschen sympathisch finden, ergreifen Sie die Initiative zu einem Gespräch oder einer Verabredung. Zeigen Sie Interesse! Kleine Gefälligkeiten zu erweisen, ohne eine Gegenleistung zu erwarten, öffnet Türen, insbesondere, wenn sich darin etwas von Ihrem Interesse erkennen lässt. Weisen Sie per E-Mail auf ein bestimmtes Konzert hin, wenn der andere über diese Musikrichtung gesprochen hat. Je nach Reaktion könnten Sie noch anbieten Karten zu besorgen. Trauen Sie sich auf der anderen Seite ruhig, um etwas zu bitten. Viele Menschen tun anderen gern einen Gefallen. Und Sie haben einen Anlass, sich zu bedanken. Lassen Sie in jedem Fall dem anderen die Freiheit, ob er auf Ihren Wunsch oder Ihr Interesse eingeht oder nicht. Nehmen Sie es nicht persönlich, wenn er distanziert bleibt. Das kann viele Gründe haben.

Sehen Sie sich gezielt um nach Leuten, die anders sind als Sie: Alter, Auftreten, Temperament, Beruf. Oft stellt sich erst bei näherer Bekanntschaft heraus, dass die Bereicherung gerade in dieser Unterschiedlichkeit liegt. Erwarten Sie nicht zu viel: Lose Bekanntschaften in Netzwerken können ihren Zweck auch erfüllen, ohne dass mehr daraus wird.

Komprimieren Sie Ihre Kreise
So interessant und wichtig unterschiedliche Kontakte für Ihre Resilienz sind: Überfordern Sie sich nicht. Achten Sie darauf, ab wann Umfang, Anzahl oder Ansprüche Ihrer Netzwerke zur Belastung werden. Wenn Sie sich mit zu vielen Kontakten verzetteln, geraten Sie unter Druck und werden trotzdem letztlich keinem wirklich gerecht.

❁ Bringen Sie Ihre Netzwerke ins Lot

Machen Sie eine Bestandsaufnahme Ihrer Kontakte und Netzwerke, indem Sie Ihre Adressdatei durchforsten.

Markieren Sie die Namen, die bei Ihnen keine positive Reaktion hervorrufen. Hätte es wirklich unerwünschte Konsequenzen für Sie, sich von diesen Bekannten zu verabschieden? Die meisten Menschen haben solche Kontakte, von denen keine positiven Impulse mehr ausgehen. Wenn Sie diese weiterhin im Gepäck behalten, werden Sie zu einer unangenehmen Verpflichtung, die Sie belastet, aber niemandem nutzt.

Für die anderen machen Sie eine Prioritätenliste:

Über welche Kontakte freuen Sie sich am meisten?

✎ ____

Welche finden Sie anregend?

✎ ______________________________

Welche finden Sie wohltuend?

✎ ______________________________

Wem gegenüber empfinden Sie eine positive Loyalität?

✎ ______________________________

Welche würden Sie sehr vermissen?

✎ ______________________________

Auf welche sind Sie angewiesen?

✎ ______________________________

Entscheiden Sie dann sehr bewusst, wem Sie Ihre (begrenzte!) Zeit und Energie widmen wollen.

So entwickeln Sie Ihre Empathie

Um gut leben zu können, sind wir auf andere Menschen angewiesen. Wenn Sie sich mit dem Pflegepersonal Ihres Vaters anlegen, sich im Kopierladen aufspielen oder den Automechaniker herablassend behandeln, werden diese Leute Ihnen nicht viel Gutes wollen. Empathie ermöglicht uns, Respekt und Mitgefühl zu empfinden und zu zeigen. Sie ist eine wesentliche Voraussetzung für die Gestaltung aufrichtiger und respektvoller Beziehungen und damit eine Basisfähigkeit für Resilienz. Auf ihrer Grundlage kann respektvolle und effiziente Kommunikation entstehen.

Auch eine differenzierte Wahrnehmung schafft eine gute Basis für die Entwicklung von Empathie. Statt nur ganz allgemein zu konstatieren, ob Sie »mit jemandem können« oder nicht, jemanden auf Anhieb mögen oder nicht, achten Sie auf die Nuancen in der gegenseitigen Wirkung und seien Sie aufmerksam für die feinen Unterschiede.

❁ Verfeinern Sie Ihre Wahrnehmung zwischenmenschlicher Interaktionen

Von welchen Personen fühlen Sie sich respektiert?

✎ ______________________________

Wem bringen Sie Respekt entgegen?

✎ ______________________________

Von welchen Personen fühlen Sie sich wirklich verstanden?

✎ ______________________________

Welchen Personen bringen Sie tiefes Verständnis entgegen?

✎ ______________________________

Von wem fühlen Sie sich akzeptiert (auch wenn er ihre Meinung oder Haltung nicht teilt)?

✎ ____

Welche Personen akzeptieren Sie (auch wenn Sie ihre Meinung oder Haltung nicht teilen)?

✎ ____

Von welchen Personen fühlen Sie sich ermutigt oder angespornt?

✎ ____

Wen ermutigen Sie oder spornen Sie an?

✎ ____

Wer kann Sie beruhigen, wenn Sie aufgebracht, besorgt oder aufgeregt sind?

✎ ____

Auf wen wirken Sie beruhigend, wenn er aufgebracht, besorgt oder aufgeregt ist?

✎ ____

Wer bringt Sie zum Lachen / heitert Sie auf?

✎ ____

Wen bringen Sie zum Lachen / heitern Sie auf?

✎ ____

So wie Ihre Muskeln durch Konzentration und Ausdauer trainiert werden, so braucht auch Empathie beständige Übung im Alltag. Richten Sie in unterschiedlichen Situationen Ihre Aufmerksamkeit immer wieder bewusst darauf, nachzuvollziehen, was in anderen Menschen vorgeht. Stellen Sie durch Nachfragen sicher, ob Ihre Vermutungen zutreffen.

Da es viel einfacher ist, empathisch zu sein, wenn wir mit anderen übereinstimmen, steigern Sie Ihr »Training«, indem Sie es bewusst in Situationen üben, wo Sie verärgert, irritiert oder genervt sind.

So erhöhen Sie Ihre soziale Flexibilität

Resiliente Menschen können unterscheiden zwischen Beziehungen, die ihnen guttun und solchen, die ihnen auf Dauer schaden. Sie können differenzieren, ob eine Kritik sie weiterbringt, oder ob sie geäußert wird, um sie schwach zu machen. Von Menschen, die ihnen nicht wohlgesinnt sind oder sie ausnutzen wollen, distanzieren sie sich, sind aber dankbar gegenüber denen, die sie unterstützen und fördern. Bei Netzwerken oder Einzelpersonen: Behalten Sie im Auge, ob Nehmen und Geben in einem gesunden Verhältnis stehen. Lassen Sie Ihre Erfahrungen und Ihr Können Jüngeren oder Unerfahrenen getrost zugutekommen, ohne gleich eine Gegenleistung zu erwarten. Wenn Sie unter Druck stehen, gestehen Sie sich ruhig zu, mehr zu bekommen, als Sie in diesem Moment zu geben in der Lage sind. Halten Sie auseinander, ob jemand bedürftig ist oder andere aus Bequemlichkeit einspannt. Zögern Sie nicht, deutliche Grenzen zu setzen, wenn Sie merken, dass Sie oder andere ausgenutzt werden.

Meiden Sie Menschen, die Sie verunsichern und Sie destruktiv kritisieren. Gerade wenn Sie in einer Krise stecken oder es Ihnen nicht gut geht, sind Sie besonders anfällig für Entmutigung. Barbara Berckhan nennt solche Leute »Türmchenzerstörer«[60]. Sie sind wie Kinder, die selber keine Türmchen bauen, sondern nur die der anderen kaputtmachen. Bedanken Sie sich hingegen bei Menschen, die Ihnen nicht nach dem Mund reden, sondern Ihnen eine ehrliche Rückmeldung geben. Freuen Sie sich über ein wohlmeinendes Korrektiv. Wer kritisch ist, ohne zu entmutigen, bringt Sie wirklich weiter.

❁ Setzen Sie Beziehungen differenziert ein

Denken Sie an eine umfangreiche Aufgabe oder ein wichtiges Vorhaben, das Sie verwirklicht haben.

Welche Personen haben Sie dabei ermutigt / gefördert / unterstützt / gestützt?

✎ ______________________________

✎ ______________________________

Wie genau haben sie das getan?

✎ ______________________________

✎ ______________________________

Was haben Sie dazu beigetragen, dass es so gekommen ist?

✎ ______________________________

✎ ______________________________

Was hätten Sie noch gebrauchen können?

✎ ______________________________

✎ ______________________________

Wer hätte Ihnen das geben können?

✎ ______________________________

✎ ______________________________

Was hätten Sie dafür tun können?

✎ ______________________________

✎ ______________________________

Welche Personen haben Sie dabei entmutigt / gebremst / behindert?

✎ ______________________________

✎ ______________________________

Wie genau haben sie das getan?

✎ ______________________________

✎ ______________________________

Was haben Sie dazu beigetragen, dass es so gekommen ist?

✎ ____

✎ ____

Nutzen Sie diese Erfahrungen aus der Vergangenheit auch im Hinblick auf umfangreiche Aufgaben oder wichtige Vorhaben, die vor Ihnen liegen. Wenn Sie die gleichen Überlegungen auf die Zukunft ausrichten (zum Beispiel »Wer wird mich fördern? Wie genau könnte er das tun? Was kann ich dazu beitragen, dass es so kommt?«), können Sie sich schon im Vorfeld Unterstützung sichern und Entmutigung vermeiden.

Manchmal schaffen wir es auch mit allen Mitteln nicht, dass Beziehungen sich so entwickeln, wie wir es uns wünschen. Wenn es Ihnen einfach nicht gelingt, ein inniges Verhältnis zu Ihren Eltern, Kindern, Geschwistern oder Jugendfreunden aufzubauen, dann beißen Sie sich nicht fest. Nehmen Sie Ihre Schwester, wie sie ist, und suchen Sie die Vertrautheit, die Sie so gerne hätten, bei einer Freundin. Wenn Ihr Vater Sie nicht so anerkennt, wie Sie es sich wünschen, dann seien Sie ruhig traurig darüber. Aber schätzen Sie es nicht gering, wenn diese Anerkennung von jemand anders kommt, sondern nehmen Sie es dankend an. Lassen Sie sich überraschen, von wem Sie Trost, Zuwendung, Aufmunterung oder Ermutigung bekommen, wenn Sie bereit sind, es entgegenzunehmen.

Resiliente Menschen arbeiten kreativ mit dem, was ihnen zur Verfügung steht, statt sich von dem beeinträchtigen zu lassen, was fehlt. Wenn Sie keine Geschwister haben, dann wird es kaum Familienfeste mit großer Besetzung geben. Sie könnten die Gelegenheit nutzen und die ebenfalls kleine Familie Ihres Mannes dazu einladen. Ihre Unzufriedenheit entsteht, indem Sie sich vergleichen – dabei werden Sie immer Gründe für Frustration finden können. Kinderlose Paare beneiden Familien um ihre Elternaufgaben, Paare mit Kindern beneiden die anderen um ihre Freiheiten. Die erfolgreiche Bankerin gönnt ihrer Freundin ihre Freizeit nicht, die Freundin hält der Karrierefrau ihren Wohlstand und ihre gesellschaftliche Stellung vor. Machen Sie das Beste aus der Situation, die nun einmal die Ihre ist, statt begehrlich auf die andere Seite zu schielen.

So gestalten und steigern Sie Verbundenheit

Netzwerke sind nicht nur emotionale und praktische Stützsysteme, auf die man sich im Ernstfall verlassen kann. Es gehört darüber hinaus zu unseren menschlichen Grundbedürfnissen, uns einer Gemeinschaft zugehörig zu fühlen, Teil von etwas zu sein, das größer ist als wir selbst, und zur Verwirklichung von höheren Werten beizutragen. Gemeinschaften beruhen auf dem Prinzip der Gegenseitigkeit. Sie leben davon, dass alle sich nach ihren Möglichkeiten einbringen, ihren speziellen Beitrag leisten und dass alle etwas davon haben. Gegenseitigkeit bedeutet nicht, dass Sie immer an der gleichen Stelle in gleicher Währung zurückgeben. Sie bedeutet, dass Sie es da zurückgeben, wo es sinnvoll ist, der Situation und Ihren Möglichkeiten angemessen ist. Das schafft Verbundenheit über die aktuelle Situation hinaus.

Engagement und Gemeinsinn kann in vielen Formen vorkommen und viele Quellen nutzen und speisen. Wenn Sie sich für Kinder einsetzen wollen, können Sie das in vielfältiger Weise tun. Sie können ein Freizeitangebot für Kinder machen oder Kinder persönlich betreuen und fördern, Sie können in der Organisation eines entsprechenden Vereins mitarbeiten oder sich politisch engagieren, Sie können Geld sammeln oder Geld spenden. Prüfen Sie, was Sie wirklich anspricht. Halten Sie Ausschau, an welcher Stelle Ihre Beteiligung gefragt und von Ihnen gewollt ist. Nutzen Sie Ihre Signaturstärken, um sich sinnvoll und ökonomisch einzubringen. Erkennen Sie Ihren eigenen Beitrag zum Erfolg an und würdigen Sie die Unterstützung anderer.

Es stärkt Ihre Resilienz, wenn Sie interessante Menschen kennen, die vertrauenswürdig sind, die Ihnen Mut machen und Ihre persönliche Entwicklung fördern. Es stärkt Ihre Resilienz genauso, wenn Sie das für andere tun. Übernehmen Sie diese Rolle des ermutigenden und charismatischen Gegenübers, wo immer es sich anbietet. Jeder Mensch kann für andere Vorbild oder Mentor sein. Es ist eine Möglichkeit, Gutes, das Sie bekommen und erfahren haben, an anderer Stelle weiterzugeben. Zum Wohlgefühl anderer beizutragen, ist ein Wunsch von Kindern wie Erwachsenen, der uns nicht nur stolz, sondern auch höchst resilient macht.

❁ Lassen Sie die Ausstrahlungskraft von Mentoren wirken

Menschen brauchen und suchen Anregung von interessanten, faszinierenden Persönlichkeiten, um ihren eigenen Weg zu finden und sich zu authentischen Charakteren zu entwickeln. Sicher kennen auch Sie aus Ihrer Kindheit und Jugend oder auch aus der Erwachsenenzeit Menschen, die Sie beeindruckt haben, Personen, die für Sie Vorbilder waren, vielleicht auch Tröster, Vertraute oder Förderer. Manchmal haben Sie diese vielleicht auch beneidet um bestimmte Haltungen, Fähigkeiten oder Verhaltensweisen. Oder Sie waren beeindruckt, weil diese einen anderen Lebensstil und andere Werte hatten, als Sie von zu Hause kannten. Häufig erinnern sich Menschen auch an »Helden«, die nicht in der Realität angesiedelt, sondern aus Büchern oder Filmen »entsprungen« sind.

Welche Personen oder Figuren haben Sie nachhaltig beeindruckt?

✎ ____

✎ ____

Was war das Besondere oder Typische an ihnen? Was ist bei Ihnen hängen geblieben?

✎ ____

✎ ____

Formulieren Sie die Lebensphilosophie dieser Personen / Figuren in einem »Motto«.

✎ ______________________________

✎ ______________________________

Welche Rolle spielt dieses »Motto« in Ihrem Leben?

✎ ______________________________

✎ ______________________________

Für wen sind Sie solch ein charismatischer Mensch?

✎ ______________________________

✎ ______________________________

6.7 Wie Sie mehr Einfluss auf Ihre Zukunft nehmen können

Was wir heute tun, entscheidet darüber, wie die Welt morgen aussieht.
Marie von Ebner-Eschenbach

Mehr Zukunftsgestaltung

- Ballast oder Proviant im Rucksack?
- Denksport für den Ernstfall: Gedankenspiele.
- Nach den Sternen greifen.
- Fasson oder Philosophie – ihre Zielbasis.
- Alles Einbildung? Zukunftsgestaltung: Sind Sie im Bilde?
- Traumtänzer?
- Bekommen Sie, was Sie mögen und mögen Sie, was Sie bekommen?
- Sprinter oder Langstreckenläufer? – Mit langem Atem ins Ziel.
- Gut geplant ist halb getan.
- Nach dem Ziel ist vor dem Ziel.

❁ Sichten Sie Ihre Schatztruhe der Gegenwart
Spazieren Sie einmal in Gedanken durch Ihre »Schatztruhe der Gegenwart«. Schreiben Sie eine Liste der wichtigsten Güter, die Ihnen in Ihrer momentanen Lebenssituation zur Verfügung stehen. Das können materielle

Besitztümer sein, geistiges Gut, ideelle Werte, Talente, Fähigkeiten oder Beziehungen.

✎ ____

✎ ____

✎ ____

Wenn Sie ehrlich sind, ist allein schon der Reichtum dieser Liste ein Grund, dankbar zu sein und zuversichtlich in die Zukunft zu schauen. Im zweiten Schritt notieren Sie hinter den einzelnen Angaben, was Sie selbst in der Vergangenheit dazu getan haben, dass es so gekommen ist.

- Wenn jemand Sie gefördert hat, haben Sie diese Gelegenheit angenommen und etwas daraus gemacht. Und wahrscheinlich haben zuvor Sie einiges gelernt und gezeigt, das denjenigen wiederum auf die Idee brachte, Sie zu fördern und weiterzubringen.
- Auch wenn die Initiative für eine Beziehung von dem anderen ausging, so haben Sie zumindest auf diesen Menschen reagiert und ihm (beziehungsweise Ihnen beiden) eine Chance gegeben, sonst hätte keine Freundschaft oder Liebesbeziehung daraus entstehen können.
- Selbst wenn Ihnen ein materielles Geschenk gemacht wurde, so haben Sie ja zuvor irgendetwas getan, was den Schenkenden dazu veranlasste.

Was ich (zur Verfügung) habe:	**Was ich dazu beigetragen habe:**
✎ ______________________	✎ ______________________
✎ ______________________	✎ ______________________
✎ ______________________	✎ ______________________
✎ ______________________	✎ ______________________
✎ ______________________	✎ ______________________
✎ ______________________	✎ ______________________

Wenn also Ihr gegenwärtiges Leben davon geprägt ist, was Sie in der Vergangenheit gedacht und getan haben, liegt die Vermutung nahe, dass Ihre Zukunft von dem geprägt sein wird, was Sie in der Gegenwart denken und tun.

Manchmal erleben wir die Gegenwart als so belastend und schwierig, dass wir uns schwer tun zuversichtlich in die Zukunft zu schauen und unsere Einflussmöglichkeiten wahrzunehmen. Doch wenn Sie gegenwärtige Schwierigkeiten im Licht von Akzeptanz-Erfahrungen der Vergangenheit betrachten, bekommen Sie vielleicht Ideen, wozu diese auch gut oder nützlich sein könnten.

Lassen Sie Ihrer Kreativität freien Lauf, die Möglichkeiten können ruhig ein bisschen ungewöhnlich oder verrückt sein. Es kommt erst einmal darauf an, dass Sie andere Perspektiven gewinnen. Wenn also aktuelle Gegebenheiten Ihnen Schwierigkeiten bereiten und Ihre Energien in Widerstand, Enttäuschung oder Verzagtheit binden, richten Sie Ihre Aufmerksamkeit auf das mögliche Potenzial dieser Problemsituationen.

❁ **Aktivieren Sie Ressourcen für die Zukunft**

Mit welchen ungeplanten/ungewollten/unerfreulichen Ereignissen bin ich zurzeit konfrontiert?	Wozu könnte das gut sein? Was für ein besonderes Potenzial könnte gerade darin stecken? Was könnte ich daraus lernen/machen?
✎ 1. ____________________	✎ 1. ____________________
✎ 2. ____________________	✎ 2. ____________________
✎ 3. ____________________	✎ 3. ____________________
✎ 4. ____________________	✎ 4. ____________________

Profitieren Sie von umsichtiger Vorbereitung

Das Leben ist ständig im Fluss, wir können nichts wirklich festhalten. Die Vergangenheit ist unwiderruflich vorbei. Selbst wenn die Probleme in der Gegenwart noch so groß sein mögen, Sie haben eine Zukunft. Die Vergangenheit mag Ihnen einige Steine in den Rucksack für Ihren Lebensweg gepackt haben. Doch sie hat Ihnen außerdem Proviant mitgegeben, denn sie ist auch die Schatzkiste Ihrer Erfahrungen. Sie haben die Wahl, wie Sie mit den Erfahrungen und Erlebnissen der Vergangenheit umgehen wollen.

Wenn Sie sich mit Ihren Potenzialen befassen, werfen Sie Ballast ab und nehmen mit, was zukunftstauglich ist. Wenn Menschen im Rahmen der Gegebenheiten und ihrer persönlichen Ausstattung so ihr Leben gestalten, »dann befreien sie sich von Zwängen, verändern ihre Geschichte und eröffnen neue Chancen für sich und zukünftige Generationen«.[61]

Vorbereitet zu sein bedeutet, weder die Zukunft vorauszusagen noch sich durch voreilige Planungen festzulegen. Wenn Sie jedoch innerlich vorbereitet sind, öffnen Sie die Tür für die Fähigkeit, mit den Wechselfällen des Lebens zurechtzukommen und für Ihre Zukunft das Beste daraus zu machen. Auf die absehbaren Veränderungen der normativen Krisen können Sie sich ziemlich genau einstellen. Sie wissen, wann Sie in Rente gehen, und sie wissen, dass Ihre Kinder aus dem Haus gehen. Sie ahnen, dass es Ihnen im Alter schwerfallen wird, Ihren großen Garten allein zu pflegen und die steile Treppe zum Dachboden hinaufzuklettern. Sie rechnen mit der Möglichkeit, dass Ihr Partner stirbt, oder Ihre Enkel ziemlich weit von Ihnen entfernt aufwachsen. Solche Wendepunkte zu durchlaufen, gehört zu den normalen Lebensaufgaben im Rahmen der persönlichen Entwicklung. Wenn Sie sich schon im Vorfeld Informationen dazu beschaffen, sich gedanklich damit auseinandersetzen und Optionen für Ihren Umgang damit entwickeln und reifen lassen, mindern Sie die Schwierigkeiten der Anpassung.

❁ Bereiten Sie sich auf absehbare Ereignisse vor

Überlegen Sie, welche Wendepunkte, Veränderungen oder grundsätzlichen Entscheidungen aller Wahrscheinlichkeit nach auf Sie zukommen werden.

Mit welchen Ereignissen/ Veränderungen werden Sie in näherer Zukunft zu rechnen haben?	Was könnten Sie heute schon tun, um sich darauf einzustellen? Was wäre für Sie eine hilfreiche/erleichternde Vorbereitung?
✎ 1. ____________________	✎ 1. ____________________
✎ 2. ____________________	✎ 2. ____________________
✎ 3. ____________________	✎ 3. ____________________
✎ 4. ____________________	✎ 4. ____________________

Doch nicht alle Veränderungen und Umbrüche sind so eindeutig vorhersehbar wie die normativen Wendepunkte. Es ist nicht unwahrscheinlich, dass im Laufe des Lebens Personen aus Ihrer näheren Umgebung ernsthaft erkranken, dass Sie sich von liebgewonnenen Menschen verabschieden müssen und dass Sie gravierende Verluste oder Belastungen verkraften müssen. Darüber hinaus können nicht absehbare Ereignisse Sie jederzeit überraschend treffen. Bereiten Sie sich innerlich auf solche Einschnitte vor, indem Sie von Zeit zu Zeit gedanklich und emotional »Was wäre, wenn …?« spielen. Solche Gedankenspiele erweitern nicht nur Ihr Repertoire für Krisenmanagement. Sie erschließen Ihnen gleichzeitig mögliche Alternativen für Ihre aktuelle Situation. Die Antworten auf diese hypothetischen Fragen können aufschlussreich und beflügelnd sein, weil sie in jedem Fall neue Perspektiven für den aktuellen Zustand eröffnen.

Kerstin fällt zum Übungsbeispiel »Was wäre, wenn ich meinen Job verlieren würde?« spontan ein: »Dann würde ich eine kleine Pension eröffnen.« Sie hat ein bestimmtes Haus vor Augen, malt sich lebhaft aus, wie sie ihre Gäste begrüßt, und lebt bei dieser Vorstellung richtiggehend auf. Der Gedanke lässt sie nicht mehr los. Zwei Jahre später kündigt sie ihren stressigen Job als Einkäuferin und verwirklicht ihren Traum. Als Pensionswirtin hat sie das Gefühl, »angekommen zu sein«. Für Kerstin war die Alternative eine wunderbare Lösung, obwohl der ursprüngliche Impuls, die damals befürchtete Kündigung, gar nicht eingetreten ist. Wir wagen manchmal nicht, Dinge, die uns erschrecken, überhaupt zu Ende zu denken. Auch Kerstin hat die Vorstellung, ihren Job zu verlieren, vorher so unter Druck gesetzt, dass ihr gar keine Alternativen eingefallen sind. Der Gedanke, dass etwas auf keinen Fall passieren darf, ist eine Blockade für die Entwicklung von Wahlmöglichkeiten. Auch wenn manches Unvorhergesehene schwer zu verkraften ist, erlauben Sie sich nach einiger Zeit die Frage, was gerade dadurch an neuen Möglichkeiten in Ihr Leben getreten ist. Eine gute Zukunftsplanung ist nicht nur eine Vorbeugemaßnahme gegen absehbare Schwierigkeiten, sie dient auch der Entwicklung von Alternativen, wie Sie künftig leben und arbeiten wollen.

Verleihen Sie Ihrer Lebensphilosophie Ausdruck

Menschen, die an einen Sinn in ihrem Tun glauben und in dem, was ihnen begegnet, eine tiefere Bedeutung sehen, gehen unbeirrt und gelassen in die Zukunft. Sie strahlen auch inmitten von Chaos und Unsicherheit eine stille Kraft aus. Im Rahmen von Qualitätssicherung haben viele Unternehmen ein Leitbild entwickelt, das in Worte fasst, welcher Geist in diesem Unternehmen herrscht, welchen Werten es sich verpflichtet fühlt und welche Ziele es verfolgt. Genauso kann jeder Einzelne ein Konzept seiner persönlichen Lebensphilosophie entwerfen. Eine solche Selbst–Aussage bringt zum Ausdruck, in welche Richtung Sie sich persönlich entwickeln wollen, welche Werte und Prinzipien für Sie entscheidend sind und welche Beiträge und Leistungen Sie im Leben erbringen wollen. Ihre Lebensphilosophie ist die Basis für Ihre lebensbestimmenden Entschlüsse wie auch für Ihre alltäglichen Entscheidungen. Vor diesem Hintergrund werden Unbeständigkeit und Umbrüche von außen weniger bedrohlich, weil Sie unaufgeregt aus dem Bewusstsein einer grundsätzlichen inneren Haltung agieren können.

Allerdings macht es unser Lebensstil nicht leicht, sich seine Lebensphilosophie, seine Sehnsüchte und Träume bewusst zu machen. Um sich ihrer und unserer selbst zu vergewissern, müssen wir manchmal aussteigen aus dem Hamsterrad der Geschäftigkeit. Manche halten regelmäßig Klostertage, andere begeben sich an einen stillen Ort oder auf Wanderung. Um (wieder) Zugang zu Ihrem Inneren zu bekommen, lohnt sich ein gelegentlicher, besser noch ein regelmäßiger Rückzug. Wer seine Berufung und seine Talente kennt und ihnen folgen kann, gewinnt eine tiefe Gewissheit von der Stimmigkeit des Lebens, das er führt. Wer das nicht tut, wird immer wieder (vergeblich) versuchen, diese Leere zu füllen, denn wir sehnen uns nach dem, wofür wir gemacht und gedacht sind. Es ist eine Chance von schweren Krisen, dass sie uns zwingen, unsere Lebensziele zu überdenken und sie neu zu definieren oder zu bestätigen.

❁ Verwirklichen Sie Ihre Werte und schaffen Sie Sinn

Worauf kommt es Ihnen im Leben an? Was ist Ihnen so wichtig, dass Sie Ihre ganze Kraft dafür einsetzen?

✎ ______________________________

✎ ______________________________

Haben Sie lang gehegte Träume, die Sie verwirklichen wollen?

✎ ______________________________

✎ ______________________________

Was müssten Sie erreichen, um wirklich zufrieden zu sein?

✎ ______________________________

✎ ______________________________

Wonach streben Sie, auch wenn es Sie viel Anstrengung kostet?

✎ ____

✎ ____

Der lange Weg von der Vision zum Ziel

Menschen sind als einzige Lebewesen in der Lage, Dinge, die noch gar nicht passiert sind, gedanklich vorwegzunehmen. Auf diese Weise wird alles zweimal geschaffen, zuerst im Kopf und dann in der Realität. Resiliente Menschen betrachten das Leben und die Zukunft als etwas, das (noch) zu gestalten ist. Wer gestalten will, der hat oder macht sich Bilder von dem, was er erstrebenswert findet. Kreatives Denken über das Gewohnte und Vernünftige hinaus schafft Ideen, die Strahlkraft haben. Stellen Sie sich Ihren Entwurf möglichst anschaulich mit allen Sinnen vor: die Menschen, die Orte, die Gefühle, alles, was ein Teil Ihres Lebens werden soll. Wenn Sie die Bilder Ihrer Lebensziele in sich lebendig halten, wird es Ihnen auch gelingen, jeden Tag Ihr Möglichstes zu tun, damit sie wahr werden.

Formulieren Sie authentische Ziele

Diese Bilder und Träume sind der Stoff, aus dem Sie Ihre konkreten Annäherungsziele entwickeln. Überprüfen Sie immer wieder, ob sich darin Ihre Lebensphilosophie, Ihre Werte und Prinzipien widerspiegeln. Erst wenn Ihre Ziele stimmig und authentisch sind, ist es an der Reihe, zu planen, mit welchen konkreten Maßnahmen sie verwirklicht werden können und welche Ressourcen Sie dazu brauchen. Nur wenn Sie mit Kopf, Bauch und Herz davon überzeugt sind, werden Sie langfristig die nötige Energie, Ausdauer und Geduld aufbringen, die Sie brauchen, um sie zu erreichen.

❁ Überprüfen und aktualisieren Sie Ihre Ziele

Welche Ziele, die Sie sich einmal gesetzt haben, und welche Vorhaben, die Sie begonnen haben, belasten, langweilen oder frustrieren Sie mittlerweile?

✎ ______________________________

✎ ______________________________

Welche beschwerlichen »Altlasten« in Form von (vermeintlichen) Verpflichtungen oder voreilig gegebenen Versprechen, zu denen Sie nicht mehr ehrlichen Herzens stehen können, schleppen Sie mit sich herum?

✎ ______________________________

✎ ______________________________

In welchen ungewollten Gegebenheiten stecken Sie fest, nur weil Sie sich irgendwann einmal dafür (oder auch nur nicht deutlich dagegen) entschieden haben?

✎ ______________________________

✎ ______________________________

Mit wiederkehrender Klärungsarbeit vermeiden Sie Strapazen, die Sie in eine falsche Richtung führen. Einige Menschen verwechseln nämlich Aktivität mit Effektivität. Obwohl sie unermüdlich beschäftigt sind, kommen sie nie wirklich zum Ziel. Die Aktivitätsfalle beschert ihnen Pyrrhussiege: Sie klettern eifrig immer weiter die Leiter hoch und stellen dann fest, dass sie an der falschen Mauer lehnt.[62] Dann kommen sie vielleicht zu der bitteren Erkenntnis, dass sie sich für die falschen Dinge verausgabt haben. Sie haben für ihre Erfolge einen zu hohen Preis bezahlt. Was ihnen wirklich wichtig gewesen wäre, ist auf der Strecke geblieben. Sie haben viel Zeit, Geld und Energie in ihr Hobby gesteckt – und sehnen sich nach Erfüllung im Beruf. Sie strampeln sich ab, um Haus und Hof vorbildlich in Ordnung zu halten – und vermissen das Aufgehen in einem anspruchsvollen Projekt. Sie haben Familie und Freunde vernachlässigt, weil der berufliche Aufstieg immer Vorrang hatte – und stellen fest, dass sie sich bei niemandem wirklich zuhause fühlen. Andere Menschen wollen ankommen, ohne zu reisen.[63] Sie träumen zwar von vielfältigen Möglichkeiten und großen Erfolgen, sind aber nicht bereit, die dazugehörige Anstrengung auf sich zu nehmen.

Setzen Sie Ihre Ziele konsequent um

Legen Sie also mit konkreten Maßnahmen erst los, wenn Sie Ihrem Ziel auch nach reiflicher Überlegung innerlich voll und ganz zustimmen. Kleine wie große Vorhaben werden über konkrete Tätigkeiten verwirklicht, die

Schritt für Schritt zu diesen hinführen. Für alles, was Sie tun, können Sie sich immer aus den unterschiedlichsten Gründen entscheiden: was Sie gerne tun, was gut ankommt, was Sie immer getan haben oder was andere erwarten. Erst wenn Sie ein klares Ziel haben, ergeben sich daraus eindeutige Kriterien, nach denen Sie Ihre Tätigkeiten definieren und gewichten: Was Ihrem Ziel dient, hat oberste Priorität, was Ihrem Ziel nicht dient, ist nebensächlich oder überflüssig. Instrumente wie Ablaufdiagramme und Zeitpläne machen sichtbar, wie die Gesamtaufgabe eines größeren Zeitraums auf kleinere Einheiten verteilt wird: »Was kann ich diesen Monat / diese Woche / heute für das Erreichen meines Ziels tun?« Jeder noch so kleine Schritt bringt Sie weiter, weil er in die von Ihnen gewählte Richtung führt.

Behalten Sie einen langen Atem

Bei allen größeren Vorhaben sind kontrollierbare und unkontrollierbare Kräfte im Spiel. Wenn Sie gut vorbereitet sind, sind Sie in der Lage, die unkontrollierbaren zu akzeptieren und zu kompensieren. Widerstände, Störungen und Rückschläge sind bei langfristigen, komplexen Zielvorhaben ganz normal und gehören dazu. Stellen Sie sich darauf ein, dass Sie allerhand Umwege machen werden, und überlegen Sie sich schon im Voraus, wie Sie sich dann motivieren.

❁ Motivieren Sie sich positiv bei Rückschlägen und Fehlschritten

Was brauche ich jetzt / würde mir jetzt guttun, um diesen Widerstand,/ diese Störung / dieses Hindernis akzeptieren zu können?

✎ ____

✎ ____

Wie könnte dieser Widerstand / diese Störung / dieses Hindernis zu meinem Ziel beitragen, statt mich davon abzubringen?

✎ ____

✎ ____

Welche kleinen und großen Fortschritte habe ich bereits gemacht? Was tue ich um sie zu würdigen?

✎ ____

✎ ____

Was oder wer kann mich jetzt am besten ermutigen?
Wie verhelfe ich mir dazu?

✎ ____

✎ ____

Nicht das, was Sie einmal tun, bringt Sie kontinuierlich Ihren Zielen näher, sondern das, was Sie gewohnheitsmäßig tun. Ausschlaggebend ist nicht, wie andere es schaffen, sondern welche Vorgehensweise sich für Sie bewährt. Machen Sie sich Ihre persönlichen Erfolgsstrategien bewusst, sie bringen Sie in Kontakt mit Ihren speziellen Energiequellen.

Endlich am Ziel – und dann?

Der Triumph, am Ziel angekommen zu sein, verblasst in der Regel, manchmal sogar ziemlich schnell. Selbst wenn wir etwas lange ersehnt haben, verändert es nicht wirklich unser ganzes Leben, wenn wir es bekommen. Das tolle Gefühl, wenn Sie endlich in Ihr Traumauto steigen, legt sich nach einigen Wochen. Sie haben auf viel verzichtet, um diese Prüfung zu schaffen, und dachten, danach wird alles anders. Sie glaubten, wenn Sie endlich im eigenen Haus wohnen, wird sich ein ganz neues Lebensgefühl einstellen. Und dann stellen Sie ernüchtert fest, dass Sie auch im Traumhaus den Müll hinausbringen müssen und dass Sie nach der Abschlussprüfung immer noch viel am Schreibtisch sitzen. Ihr Alltag läuft im Grunde genommen nicht viel anders ab als vorher. Machen Sie sich bewusst, dass die Genugtuung und Befriedigung, am Ziel angekommen zu sein, in aller Regel vorbeigeht.

Doch die Schlussfolgerung, dass eigene Zielsetzung und Strebsamkeit sich gar nicht lohnen, greift zu kurz. Sie sind der Weg zu einem selbstbestimmten Leben. Es stärkt unser Selbstwertgefühl und macht uns stolz, zu erreichen, was wir uns vornehmen. Das trifft umso mehr zu, wenn uns diese Erfolge nicht in den Schoß gefallen sind und wenn sie unseren Wertigkeiten wirklich entsprechen. Die erreichten Ziele bilden die Basis, auf der wir weitergehen können. Wäre jedoch das damit verbundene Hochgefühl von Dauer, würden wir stehenbleiben. Erst wenn sich neue ungestillte Bedürfnisse, Sehnsüchte und Anliegen bemerkbar machen, bekommen wir wieder Motivation und Antrieb.

❁ Gestalten und (be)achten Sie die Wege zum Ziel

Bei welchen Zielen, die Sie erreicht haben, hat bereits der Weg dahin Ihnen wertvolle Erfahrungen, Freude und Gewinn beschert?

✎ ______________________________

✎ ______________________________

Bei den Zielen, die Sie aktuell vor sich haben:
Was könnte der Weg Ihnen bringen? Wie können Sie sich den Weg erfrischender, leichter, lehrreicher gestalten?

✎ ______________________________

✎ ______________________________

Auf welche (Zwischen-)Stationen, Erfahrungen und Erlebnisse des Weges freuen Sie sich?

✎ ______________________________

✎ ______________________________

Schätzen Sie realistisch ein, was es für Sie und für andere Beteiligte bedeutet, wenn Sie Ihr Ziel erreicht haben.

(Vor-)Freude und Glück erleben Sie nicht nur im kurzen Moment des Ankommens, sondern auch, wenn Sie unterwegs sind. Wenn Sie Sinn finden im Weg *und* im Ziel, werden Sie nicht alles dem erstrebten Endergebnis opfern. Feiern Sie gebührend Ihre Erfolge und erholen Sie sich von den Strapazen. Und seien Sie gewiss: Wenn Sie etwas erreicht haben, wartet die nächste Herausforderung. Lebensziele werden genau wie Resilienz nicht ein für allemal, sondern immer wieder erreicht.

Schlussgedanken

Wir verlangen, das Leben müsse
einen Sinn haben.
Aber es hat nur genau so viel Sinn,
wie wir ihm geben.
Hermann Hesse

Sie werden immer wieder Kräften ausgesetzt sein, die Sie nicht kontrollieren können. Schwierigkeiten und Leiden gehören genauso zum Leben wie Erfolge und Freude. Statt sie um jeden Preis vermeiden zu wollen, ist es besser zu lernen, wie Sie damit umgehen und sich wieder davon erholen. Die Menschen, denen das gelingt, haben verstanden, dass man Resilienz lernen kann. Sie lassen sich von Unglück und Leid nicht dauerhaft in extreme Stimmungen und Haltungen drängen. Die Kunst der Resilienz zu beherrschen, heißt aber nicht nur, sich in den Zustand zu regenerieren, in dem Sie einmal waren. Ihre Resilienz stärken heißt, immer mehr zu dem Menschen zu reifen, als der Sie gedacht sind. Dafür müssen Sie nichts ausmerzen oder unterdrücken. Sie brauchen nur zu aktivieren, was da ist, egal ob diese Kräfte aus dem Ich kommen, von anderen Personen oder aus der Umgebung.

Wie Ihre Verhaltensweisen, so können Sie auch Ihre inneren Haltungen verändern. Doch es wäre eine Überforderung und wenig produktiv, alles gleichzeitig verändern zu wollen. Viel effektiver ist es, herauszufinden, wie Sie welchen Faktor verändern können, um einen spürbaren Unterschied zu bemerken, und damit anzufangen. Manchmal braucht man nur an einer Justierschraube zu drehen und das Ganze kommt ins Lot.

Resilienz muss in einem dynamischen Anpassungs- und Entwicklungsprozess immer wieder neu erworben oder aktiviert werden. Es geht weder darum, einem perfekten Modell von Resilienz nachzujagen noch darum, durchgängig ideale Lebensumstände zu definieren und zu schaffen. Die Frage und Entwicklungsrichtung lautet vielmehr, wie jemand seine Stärke(n) nutzen und ausbauen kann, um mit *seinen* spezifischen Lebensumständen und seiner persönlichen Ausstattung gut leben zu können. Immer wenn äußere Umstände sich ändern, öffnen sich Fenster und Türen für persönliche Veränderungsmöglichkeiten. Um dann flexibel und adäquat reagieren zu können, brauchen Sie unterschiedliche Ansatzpunkte. Wählen kann nur, wer verschiedene Möglichkeiten zur Verfügung hat. Dafür ist die Bereitschaft notwendig, lebenslang dazuzulernen, immer wieder neue Erfahrungen zu machen und alte Muster zu überwinden.

Ich wünsche Ihnen, dass Sie Ihr persönliches Repertoire erweitern und Ihre individuelle Balance finden. Wenn Sie dafür ruhigere Zeiten nutzen, haben Sie gute Chancen, auch in den Wogen des Lebens ein Stehauf-Mensch zu sein. Dabei wünsche ich Ihnen viel Erfolg und guten Mut.

Inneres Leitbild eines Stehauf-Menschen

Wie hart es auch kommt, es geht vorbei. Wenn es noch so dunkel ist, ich habe die Gewissheit, dass es wieder hell wird.

Was ich nicht verwandeln kann, nehme ich an. Ob es um mich geht, um andere Menschen oder um die Verhältnisse. Ich weiß, wie viel Geduld ich dafür brauche. Es kann dauern.

Meine Lösung muss nicht deine sein. Ich wähle die aus, die mich befreit. Von meinen eigenen und fremden Erwartungen, von Vorstellungen, wie es idealerweise sein müsste.

Ich erlaube mir, Zorn und Trauer zu empfinden oder Angst zu haben. Aber ich bin meinen Gefühlen nicht ausgeliefert. Ich gebe ihnen Raum und ich entscheide, wann es an der Zeit ist, wieder auf andere Gedanken und in andere Stimmungen zu kommen.

Ich übernehme die Verantwortung für mich selbst. Kein anderer bestimmt, was ich denke, fühle und tue. Ich bin Gestalter meines Lebens.

Ich bin nicht allein. Wenn ich mich nicht darin einschränke, von wem ich Hilfe erwarte oder sie anzunehmen bereit bin, werde ich offen für unerwartete Angebote. Es stärkt mich selbst, wenn ich im Leben anderer einen positiven Unterschied bewirken kann.

Was auch immer hinter mir liegt und wie schwer es auch gerade sein mag: Ich habe eine Zukunft, auf die ich mich innerlich vorbereiten kann. Meine Erwartungen färben das, was kommt.

Alles, was ich erlebt habe, ist mein Kapital, gehört zu mir und meinem Leben. Nicht alle Erfahrungen würde ich freiwillig wieder machen wollen. Ich möchte sie aber auch nicht missen, denn ohne sie wäre ich ein anderer. Was ich bin und wie ich noch werde, ist verbunden mit dem, was (ich) war.

Anmerkungen

1 Welter-Enderlin, R. & B. Hildenbrand (2006). Resilienz – Gedeihen trotz widriger Umstände. Heidelberg: Carl-Auer.

2 Flach bezeichnet diese als »Bifurkationspunkte«, die eine Lebensphase von der anderen trennen.
Flach, F. (2003). In der Krise kommt die Kraft. Freiburg: Herder.

3 U. a. Werner, E. / R. Smith (1992). Wenn Menschen trotz widriger Umstände gedeihen. In: Welter-Enderlin & Hildenbrand (2006). Heidelberg: Carl-Auer.

4 Reivich, K. & A. Shatté (2003). The Resilience Factor. New York: Broadway Books.

5 Reivich & Shatté (2003).

6 Vgl. Kohärenz: In der Salutogenese gilt dieser Glaube an einen größeren Zusammenhang, an die (manchmal nachträgliche) Erklärbarkeit und Einordnung von Ereignissen als eine Voraussetzung für Gedeihen und Heilung.
Schiffer, E. (2001). Wie Gesundheit entsteht. Weinheim & Basel: Beltz.

7 Covey, St. (2000). Die sieben Wege zur Effektivität. München: Heyne.

8 »Wir haben immer die Wahl der eigenen Haltung« (Viktor Frankl). Brooks & Goldstein (2003).

9 Lösungsorientierte Beratung und Therapie geht vor allem auf die Schule von Milwaukee zurück, wo Steve de Shazer und seine Frau Insoo Kim Berg diese Prinzipien entwickelt haben.

10 Ebenda.

11 P. Guilford (1950) unterscheidet zwischen konvergentem (linearem) und divergentem Denken. Edward de Bono nennt es »laterales Denken« (Querdenken).
Kraft, U. (2004). Küss mich, Muse! Gehirn und Geist 4/2004.

12 Ebenda.

13 Watzlawick, P. (1997). Anleitung zum Unglücklichsein. München & Zürich: Piper.

14 Reivich & Shatté (2003).

15 In einer Studie hatten Probanden, die gravierendem Stress ausgesetzt wurden, ein fast sechsmal höheres Risiko im Laufe eines Monats eine Depression zu entwickeln. Brooks & Goldstein (2003).

16 Ebenda.

17 Ebenda.

18 Ebenda. »When you excuse your behaviour, it can keep you from trying to change it.«

19 Müller-Ebeling, C. & G. Steinke (2003). Naikan. Versöhnung mit sich selbst. Bielefeld: Kamphausen.

20 Covey, St. (2000).

21 Leipziger Evolutionsbiologen fanden heraus, dass die besondere Intelligenz des Menschen gegenüber Affen im Lernen durch soziale Interaktionen begründet ist. (OV 29.09.07).

22 Goleman, D. (1997). Emotionale Intelligenz. München: dtv.

23 Ebenda.

24 Brooks & Goldstein (2003). Dr. N. Hallowell bezeichnet »connectedness« als eine heilende Kraft.

25 Ebenda.

26 »Was uns hilft, resilient zu sein, ist, einen positiven Unterschied im Leben anderer zu bewirken.« Ebenda.

27 Schiffer (2001).

28 Vgl. »Wohlformulierte Ziele« im NLP.

29 »Learn the difference between planning and preparation.« Crawford, R. (1998). How High Can You Bounce? Turn Setbacks into Comebacks. New York: Bantam Books.

30 Hoopes, L. & M. Kelly (2004). Managing Change with Personal Resilience. Raleigh: MK Books.

31 Nuber, U. (2000)

32 Carver,C.und M.Scheier in Nuber, U. (2004)

33 Dieses Phänomen wurde bereits 1908 von den amerikanischen Psychologen R. Yerkes und J. Dodson entdeckt und mit der sog. Yerkes-Dodson-Kurve veranschaulicht, die wie ein umgedrehtes U aussieht. Mai, J. (2008)

34 Ferstl, E.in URL:https://www.zeitzuleben.de/983- der-mag-mich-nicht/ (Stand 06.03.2011)

35 Ruhwandl, D. (2009)

36 Psychologie heute 02/2010 (Oasen des Wohlfühlens)

37 Metzger, J. (2010)

38 Foucault, M. in Ernst, H. (2003)

39 Juul, J. (2008)

40 Das belegt der Psychologe Matthew Lieberman von der Universität Kalifornien mit seinen Untersuchungen in Dilk, A. und Littger H. (2009)

41 Psychologie heute 04/99

42 Emmons, R. in Nuber, U. (2003), Dankbarkeit

43 Nuber, U. (2010)

44 Ebda.
45 Hugoth, M. Das katholische Profil – nur eine Formel oder Programm? Cancen und Möglichkeiten der Profilgewinnung in multikulturellen Lebenswelten. Vortrag am 15. Mai 2008 in Frankfurt URL: http://www.kita.bistumlimburg.de (Stand 06.03.2011)
46 Strauch, P. (2008)
47 Kast, V., in: Plötzlich war alles anders. Frau Im Leben 09/07: Bayard Media
48 Crawford (1998).
49 Marx, S. (2006). Neun Wege zur Freiheit. Kirchzarten: VAK. EFT: Emotional Freedom Technique.
50 Bamberger (2005).
51 Watzlawick (1997).
52 Ebenda.
53 Mehlhorn, J. (2006). Kreativität – der Engpassfaktor unserer Zukunft. Kronberg: www.kreativ-sein.de.
54 Ebenda.
55 Plakos, W. (2001). Das Geheimnis des Flow. Landsberg am Lech: MVG.
56 Storch, M. (2003). Das Geheimnis kluger Entscheidungen. Zürich: Pendo.
Storch nennt diese in Anlehnung an Antonio Damasio »somatische Marker«.
57 Gehen, walken oder laufen ist eine Frage der persönlichen Vorliebe. Beim Nordic Walking verstärkt sich der Überkreuzeffekt, weil zusätzlich Oberkörper und Arme intensiv in den Bewegungsablauf einbezogen werden.
58 Seligman, M. (2005). Der Glücksfaktor. Bergisch Gladbach: Bastei Lübbe.
59 Ebenda.
60 Berckhan, B. (2001). So bin ich unverwundbar. Sechs Strategien, souverän mit Ärger und Kritik umzugehen. München: Kösel.
61 Werner (1992).
62 Covey, St. (2001). Der Weg zum Wesentlichen. Frankfurt & New York: Campus.
63 Crawford (1998).

Literatur

Bamberger G. (2005[3]). Lösungsorientierte Beratung. Weinheim & Basel: Beltz

Berckhan B. (2001). So bin ich unverwundbar. München: Kösel

Brooks R. & S. Goldstein (2003). The Power of Resilience. New York: McGraw & Hill

Covey St. (2000[17]). Die sieben Wege zur Effektivität. München: Heyne

Covey St. & al. (2001[4]). Der Weg zum Wesentlichen. Frankfurt & New York: Campus

Crawford R. (1998). How High Can You Bounce? Turn Setbacks into Comebacks. New York u.a.: Bantam Books

Dilk, A. & Littger H. (2009) Wege aus dem Stimmungstief. managerSeminare 03/09: managerSeminare Verlags GmbH

Ernst, H. (2003) Ganz bei sich sein. Warum wir so dringend Alleinzeit brauchen. Psychologie heute 09/03: Beltz

Flach F. (2003). In der Krise kommt die Kraft. Freiburg im Breisgau: Herder Spektrum

Goleman D. (1997[3]). Emotionale Intelligenz. München: Dtv

Gruhl, M. (2011) Das Geheimnis starker Menschen. Mit Resilienz aus der Überforderungsfalle. Freiburg im Breisgau: Kreuz

Gruhl, M. (2012[4]) Die Strategie der Stehauf-Menschen. Krisen meistern mit Resilienz. Freiburg im Breisgau: Kreuz

Gruhl, M. & H. Körbächer (2012) Mit Resilienz leichter durch den Alltag. Das Trainingsbuch. Freiburg im Breisgau: Kreuz

Hoopes L. & M. Kelly (2004). Managing Change with Personal Resilience. Raleigh: MK Books

Juul, J. (20086) Was Familien trägt. München: Kösel

Kast, V. (2004) Die Kunst sich dem Strom des Lebens zu überlassen. Psychologie heute 08/04: Beltz

Kraft U. (2004). Küss mich, Muse! Gehirn und Geist 4/ 2004: Junfermann

Luskin F. (2003). Die Kunst des Verzeihens. Landsberg am Lech: MVG

Mai, J. (2008) Die Karriere-Bibel. München: dtv

Martens U. & J. Kuhl (2004). Die Kunst der Selbstmotivierung. Stuttgart: Kohlhammer

Marx S. (2006). Neun Wege zur Freiheit. Persönliche Entwicklung mit Enneagramm und EFT. Kirchzarten bei Freiburg: VAK

Mehlhorn, J. (2006) Kreativität – der Engpassfaktor unserer Zukunft. Kronberg: Web – Download

Metzger, J. (2010) Sie müssen brennen! Wie leidenschaftlich können wir leben? Psychologie heute 02/10: Beltz

Müller – Ebeling C. & G. Steinke (2003). Naikan. Versöhnung mit sich selbst. Bielefeld: Kamphausen

Nuber U. (1999). Das Konzept »Resilienz«: So meistern Sie jede Krise. Psychologie heute 5 / 99: Beltz

Nuber, U. (2000) Loslassen heißt: intensiver leben. Psychologie heute 09/00: Beltz

Nuber, U. (2003) Dankbarkeit. Der Schlüssel zur Zufriedenheit. Psychologie heute 11/03: Beltz

Nuber, U. (2004) Die Kunst, »richtig« zu scheitern. Psychologie heute 01/04: Beltz

Nuber, U. (2010) Ja oder nein oder weder noch? Psychologie heute 02/10: Beltz

Plakos W. (2001). Das Geheimnis des Flow. Landsberg am Lech: MVG

Rampe M. (2004). Das Geheimnis unserer inneren Stärke. Der R-Faktor. Frankfurt a. Main: Eichborn

Reivich K. & A. Shatté (2003). The Resilience Factor. New York: Broadway Books

Ruhwandl, D. (2009) Burn-out: Am Rande des Nervenzusammenbruchs. Psychologie heute 05/09: Beltz

Schiffer E. (2001). Wie Gesundheit entsteht. Weinheim & Basel: Beltz

Seligman, M. (2005). Der Glücksfaktor. Bergisch Gladbach: Bastei Lübbe

Storch M. (2003[3]). Das Geheimnis kluger Entscheidungen. Zürich: Pendo

Strauch, P. (2008) Wer bin ich, wenn mich keiner sieht. Witten:

Brockhaus von Oech R. (1994). Der kreative Kick. Paderborn: Junfermann

Watzlawick, P. (1997[16]). Anleitung zum Unglücklichsein. München & Zürich: Piper

Welter-Enderlin, R. & B. Hildenbrand (2006). Resilienz – Gedeihen trotz widriger Umstände. Heidelberg: Carl Auer

Informationen

zu Angeboten des Resilienz-Zentrums erhalten Sie unter:

Adresse: Resilienz-Zentrum
Hegerstraße 27/28, 49074 Osnabrück
Große Straße 30, 49459 Lembruch
E-Mail: info@resilienzzentrum.de
Web: www.resilienzzentrum.de

zu Seminaren und Coaching von Monika Gruhl erhalten Sie unter:

Adresse: monikagruhl Seminare Coaching Resilienz
Monika Gruhl
E-Mail : kontakt@monikagruhl.de
mg@resilienzzentrum.de
Web: www.monikagruhl.de

An diese Adressen können Sie auch Ihre Kritik, Ihre Gedanken oder Ihre persönlichen Erfahrungen richten.
Ich bin neugierig auf Ihre Rückmeldung.

Informationen

zu E-Mail-Seminaren zum Thema »Resilienz« erhalten Sie unter:

www.gluecklich-leben-akademie.de